すべての不調は
自分で治せる！

ひとり整体

この効果、まるでプロ級！

理学療法士
パク・ソンフン

みなさん、
目が疲れていたら、
目のまわりをほぐしたり、
温めたりしていませんか？

そうすると一時的に
気持ちはいいですよね。
でも、眼精疲労を解消するのに
根本的な解決にはなりません。

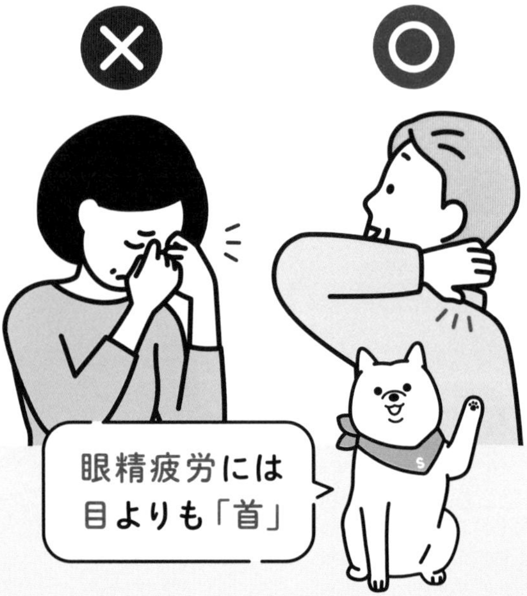

×

◎

眼精疲労には
目よりも「首」

同様に、
肩がこるからといって肩をたたいても、
腰が痛いからといって腰をもんでも、
根本的な解決にはなりません。

この本では、
痛みや不調の根本的な原因を解説し、
本当に効果のあるセルフケアだけを
厳選してお届けします。

理学療法士 パク・ソンフン

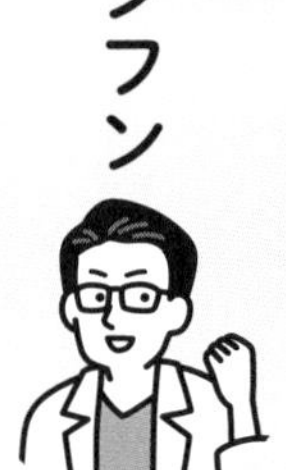

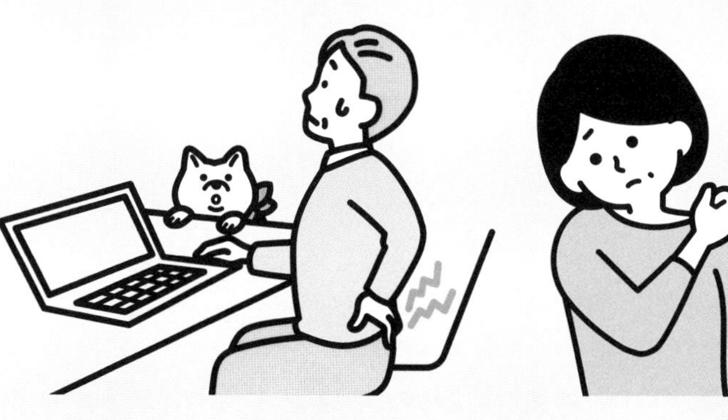

はじめに

はじめまして。兵庫県尼崎市で慢性腰痛・自律神経専門整体院「つながり整体院」の代表を務めるパク・ソンフンです。ＹｏｕＴｕｂｅでは「パク先生」として、視聴者のみなさんには親しんでいただいています。

最初に、私の経歴を少しご紹介させてください。現在の整体院を開業する以前に、私は理学療法士として病院勤務をしながらデイサービス、訪問リハビリなどの業務にあたっていました。病院勤務のかたわら、患者さんの痛みや不調の症状を改善したいとの思いから、治療技術の講習会に通ったり、専門書を購入したり、東洋医学を学んだりと、さまざまな勉強をする日々を送っていました。

そうして知識や技術が向上した頃、私は慢性の腰痛を抱える人たちを多く担当していきます。

しかし、慢性の腰痛は腰に湿布を貼ったり、電気を当てたりしてもいっこうによくならない、一時的には症状が治まっても、再発してしまう……そんなケースが珍しくありません。

なぜ、改善しないのか？　なぜ、再発するのか？

そんな疑問を持ちながら、毎日、慢性腰痛に向き合い、施術をするうちに、あることに気づいたのです。

それは**「腰痛の原因は腰ではなく、腰とは別の場所にある」**ということです。

例えば、腰が反った状態の「反り腰」（79ページ）の人には、腰痛を訴える人が多いのですが、いくら腰に湿布を貼っても痛みは改善しません。ところが、反り腰を治すと腰痛が解消していったのです。

反り腰の原因は、骨盤の過剰な傾き（前傾）にあり、この骨盤の前傾を正常に戻す必要があります。施術で骨盤の位置を矯正すると、同時に腰痛も緩和することが多いのです。

骨盤が原因なのに、なぜ腰に痛みが出ていたのか、その理由を私は追究しました。

その結果、わかったのは「人間の体はつながっているから」ということです。

なぜ患部とは別のところに痛みの原因があるのか？

骨格、筋肉はバラバラにあるのではなく、すべてがつながっています。

どこかの筋肉が硬くなり、本来の機能を果たせなくなると、その筋肉につながっている骨格に負担がかかり、位置がずれます。反対に、骨格がずれれば筋肉が引っ張られ、痛みが出ます。

そこで、**痛みの出ている骨格につながっている「筋肉」に働きかけると痛みが改善するのです。**例えば、五十肩の痛みは肩甲骨の位置がずれているのが原因と考えられます。痛みを和らげるには肩をもむのではなく、肩甲骨につながっている胸・脇・腕の筋肉に働きかけるのです。

この視点を持って施術をすると慢性的な痛みが和らぎ、解消するという好結果を得ることができました。しかし、「つながっている」という考え方は一般的ではなく、この視点を治療に採り入れている病院や整体院は少ないのが現状です。

私は自分の視点を生かした施術で、ひとりでも多くの患者さんに痛みから解放された快適な毎日を過ごしてほしいと思い、開業に至りました。

2020年にYouTubeを開設したのも、その思いからです。その登録者数は27万人を超えました（2023年1月現在）。この数字からは、いかに多くの人が慢性的な痛みや不調に悩み、そしてYouTubeでお伝えしている方法が効果を上げていることがおわかりいただけるのではないでしょうか。

動画のコメント欄には「眼精疲労が原因の頭痛がかなり解消した」「右肩が痛くて上がらなかったのが上がるようになった」「即効性があってビックリしました！」といった声

がいくつも寄せられています。

本書では「つながりの視点」から、私が考案したセルフでできる「ひとり整体」をお伝えしています。その際、単にケアの解説をするだけでなく、不調の原因にも触れました。原因を少しでも理解した上でセルフケアしたほうが、効果が出やすいからです。

ケアは1日3回、痛みが和らいできたら1回でもかまいません。ただし、再発を防ぐためには毎日、ケアを続けてください。本当に悪くなるとなかなか元に戻りません。痛みや不調も長引きます。その前にまず予防することが大事です。

いくつになっても自分の体は自分でケアして、メンテナンスできます。

さあ、みなさん、多くの人に支持されているセルフケアで、長年の痛みや不調を根本的に改善して、病院や鎮痛剤に頼らない健やかな日々を過ごしましょう！

パク・ソンフン

登場人物の紹介

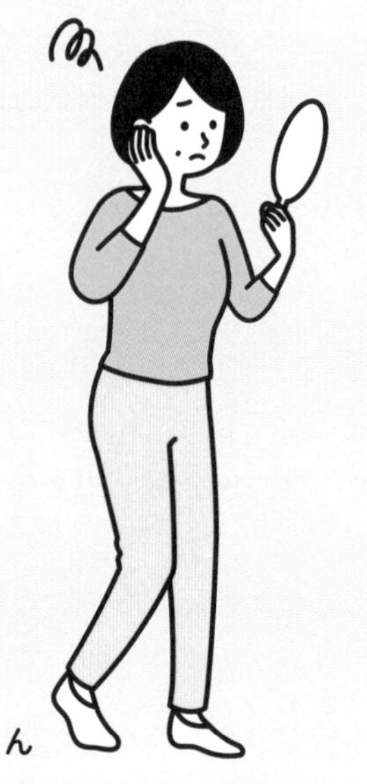

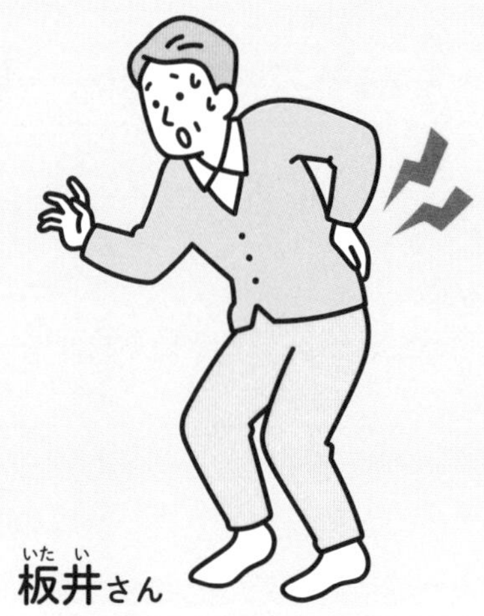

樽見さん

50代。夫、息子と娘の4人暮らし。自宅近くの会社で総務の仕事をしています。若い頃と比べたら疲れが取れにくくなりました

板井さん

70歳を機に、家業の「丸板青果店」を息子に譲り、引退したばかり。長年の立ち仕事、商品の陳列などが原因で慢性の腰痛に

犬のシロ

パク先生のアシスタント。寒さに強い北海道犬。真っ白な毛並みに赤いスカーフがトレードマーク

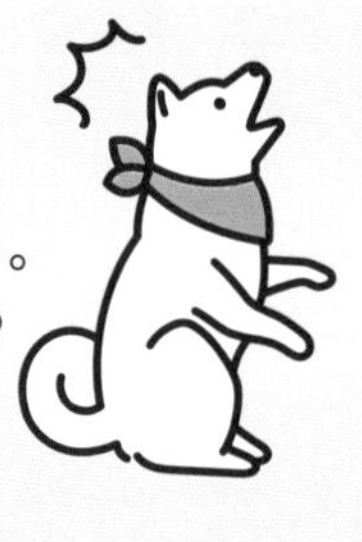

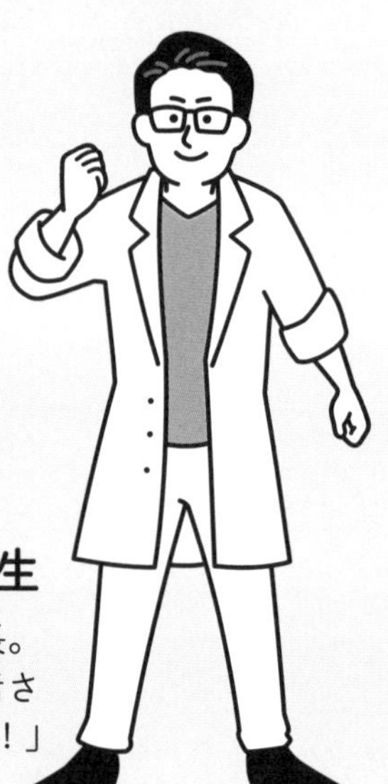

パク・ソンフン先生

「つながり整体院」院長。「痛みや不調に悩む患者さんをより多く救いたい！」がモットー

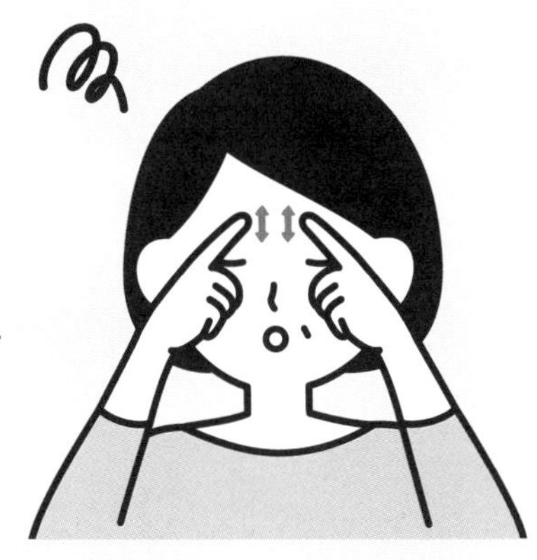

仕事でパソコンを開かない日はありません。一晩寝たら取れた疲れが残りやすくなりました。頭痛や肩こりに加え、シワやたるみなどお肌の衰えも気になります

今でも店の経理を手伝うこともあり、細かい数字を見続けて眼精疲労が発症。目薬を差してもなかなか解消しません。店の陳列を手伝って、腰痛、五十肩になることも

先生のアシスタントとして、痛みや不調に悩むみなさんを励ましたり、時には癒やしたりするワン!

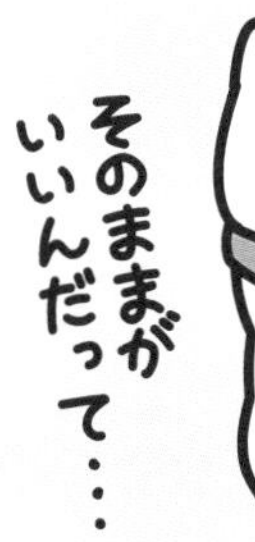

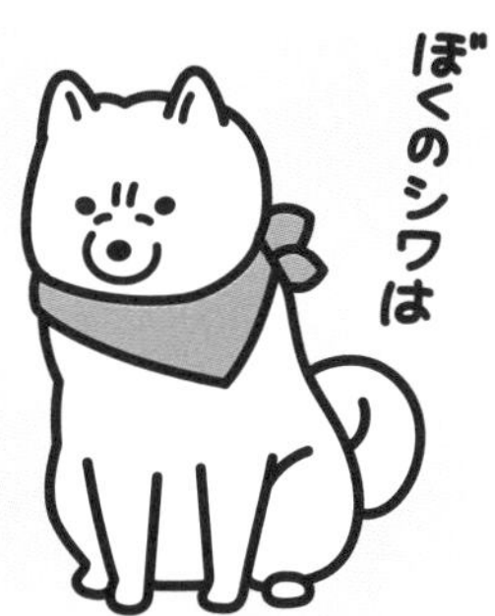

目次

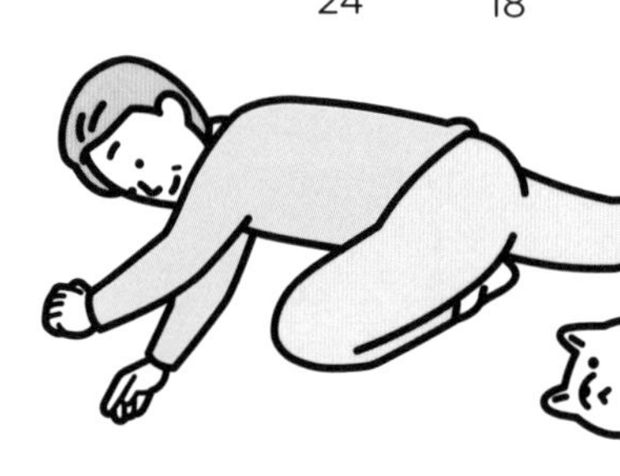

PART2

頭痛、眼精疲労、丸まった背中をスーッと治す！

PART3

顔のシワもたるみも自力で消去＆一生劣化知らず！
若返る美容編

PART4

食事や姿勢を正して、死ぬまで若々しく健康に！

老けない習慣編

PART 1 こり・痛み編

肩、腰、膝の痛みなら患部はもまずに治しなさい！

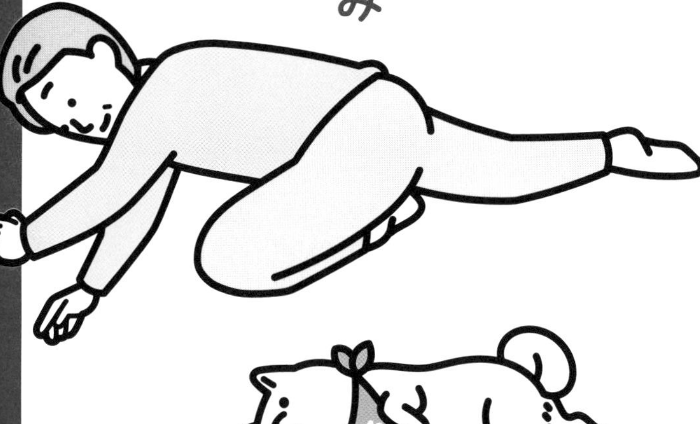

今どこの筋肉に効いているのかをイメージしながら行って

肩が痛い、腰が痛い、膝が痛い――。そんなときに痛む患部をもんでも、痛みは解消しません。それは痛みの原因が痛む場所ではなく、違うところにあるからです。

大きな原因は、患部とつながった筋肉の硬さにあります。本書の「ひとり整体」では筋肉をほぐしていきますが、基本は硬くなった筋肉を「①ゆるめる　②伸ばす　③鍛える」の3要素です。

ケアをするときには、**どこの筋肉をほぐしているのかをイメージ**して行いましょう。

例えば、股関節の痛みを改善するケア（42ページ）では、お腹を軽く押さえ、上下左右に揺らして硬くなった「腸腰筋」をゆるめますが、その際に、「腸腰筋は背骨から股関節までつながっている。ここを刺激すれば腸腰筋に作用して筋肉の硬さがほぐれる」とイメージしてケアしましょう。実は私が施術をするときも、硬くなった筋肉が、バターが溶けるように柔らかくなっていくとイメージしながら行っています。するとイメージした通

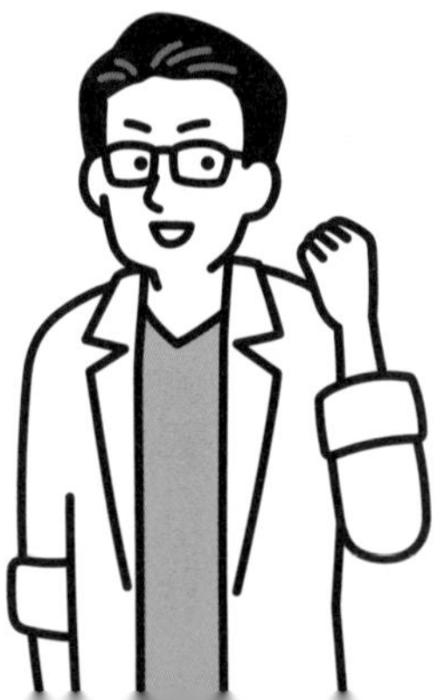

りの効果が出やすく、実際に筋肉が柔らかくなりやすいのです。

1日3回のケアを1～2カ月継続するのが理想

筋肉をゆるめるときの押さえ方やもみ方の力加減は、「痛いけど気持ちがいい」、いわゆる〝イタ気持ちいい〟程度にしましょう。

ケアでは「おへそから指4本分」などと押すポイントを述べていますが、「絶対にそこでなければダメ」というわけではありません。腰にある「腸腰筋」やお尻の「大殿筋」、背中の「広背筋」など大きな筋肉にアプローチするケアでは、ピンポイントでなくても十分に効果はあります。

ケアの回数は、朝・昼・就寝前の1日3回が理想的です。1回やっただけでも体が軽くなるのを実感できるかもしれませんが、症状は一進一退をくり返します。**本当の効果が出るには1～2カ月ほど**かかります。ただし、痛みが和らいできたら日に2回、1回と減らしてもかまいません。

もしも、1日3回が難しければ1、2回でも大丈夫。その代わり、必ず続けるようにしましょう。なお、1日1回ならリラックスできる就寝前がいいでしょう。

ストレートネック

首をもむよりも鎖骨と頭をもめ！
「胸鎖乳突筋」と「後頭下筋群」

×

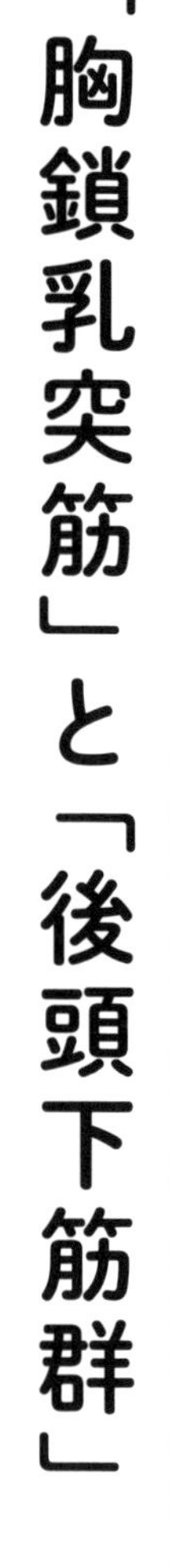

残念マッサージ

首をもんでも根本的な解決にはなりません。頭や首をサポートする筋肉を柔軟にし、首の突出を防ぎましょう。

○

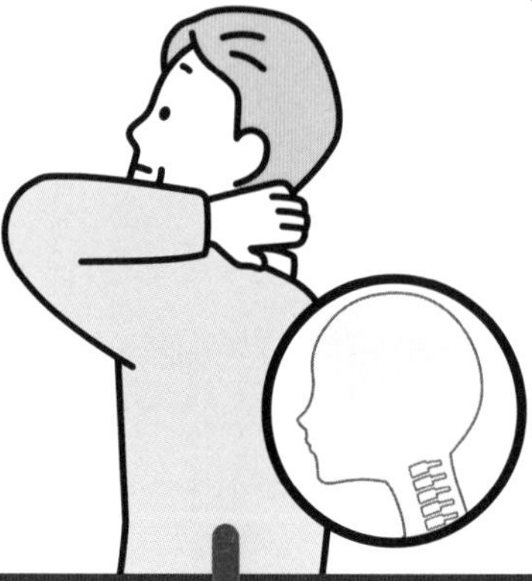

効果抜群マッサージ

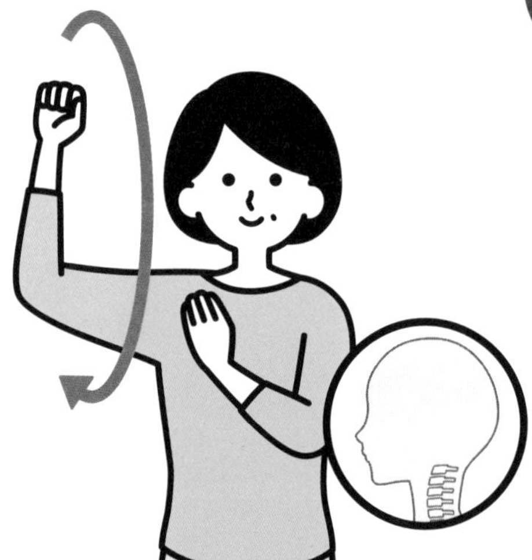

首のカーブを取り戻すためにために、ねこ背や巻き肩の改善からスタート！

原因

スマホの長時間にわたる使用やデスクワークなど日常生活で悪い姿勢をとり続けていることが原因です。このような動作を続けていると**顔が前に突き出て、小胸筋が硬くなり縮みます**。その結果、本来ゆるやかなカーブがある**首の骨がまっすぐの状態で固定**されてしまったのです。

対処法

アプローチするのは小胸筋、胸鎖乳突筋、後頭下筋群、頸部屈筋群です。最初に、硬くなったこれらの筋肉をゆるめ、コンディションを整えます。次に正しい姿勢をキープできるようにトレーニングします。

4つの筋肉の位置を確認し、ひとつずつゆるめていく

最初に、鎖骨の真ん中のすぐ下にある**小胸筋**をゆるめます。小胸筋が硬くなると、肩甲骨の動きが悪くなり、ねこ背や巻き肩の姿勢になりやすいのです。

胸鎖乳突筋は耳のうしろから伸びている筋肉で、重さ5kgもある頭を支えています。これをゆるめて柔軟にしていきます。

次に後頭部の頭蓋骨の下方に付着している**後頭下筋群**にアプローチします。後頭下筋群は、頭と首を支える土台の筋肉です。少し、上を向いて指で円を描くようにゆるめ、伸ばします。

最後に、**頸部屈筋群**のトレーニングです。この筋肉群は首のうしろをサポートして、頭が前に出るのを防ぎます。後頭部に両手を置き、手と頭の押し合いで鍛えます。

詳しい図解は次ページ

首のS字カーブを取り戻して、首こりを解消する4ステップ

STEP 1
巻き肩を固定する小胸筋をゆるめる
鎖骨の真ん中のすぐ下を、指先で押します
肩を大きくまわします。前に10回
さらに、うしろに10回、まわします
鎖骨の下の固いところを押し続けるのよね
反対の腕も同様に、前に10回、うしろに10回、まわします

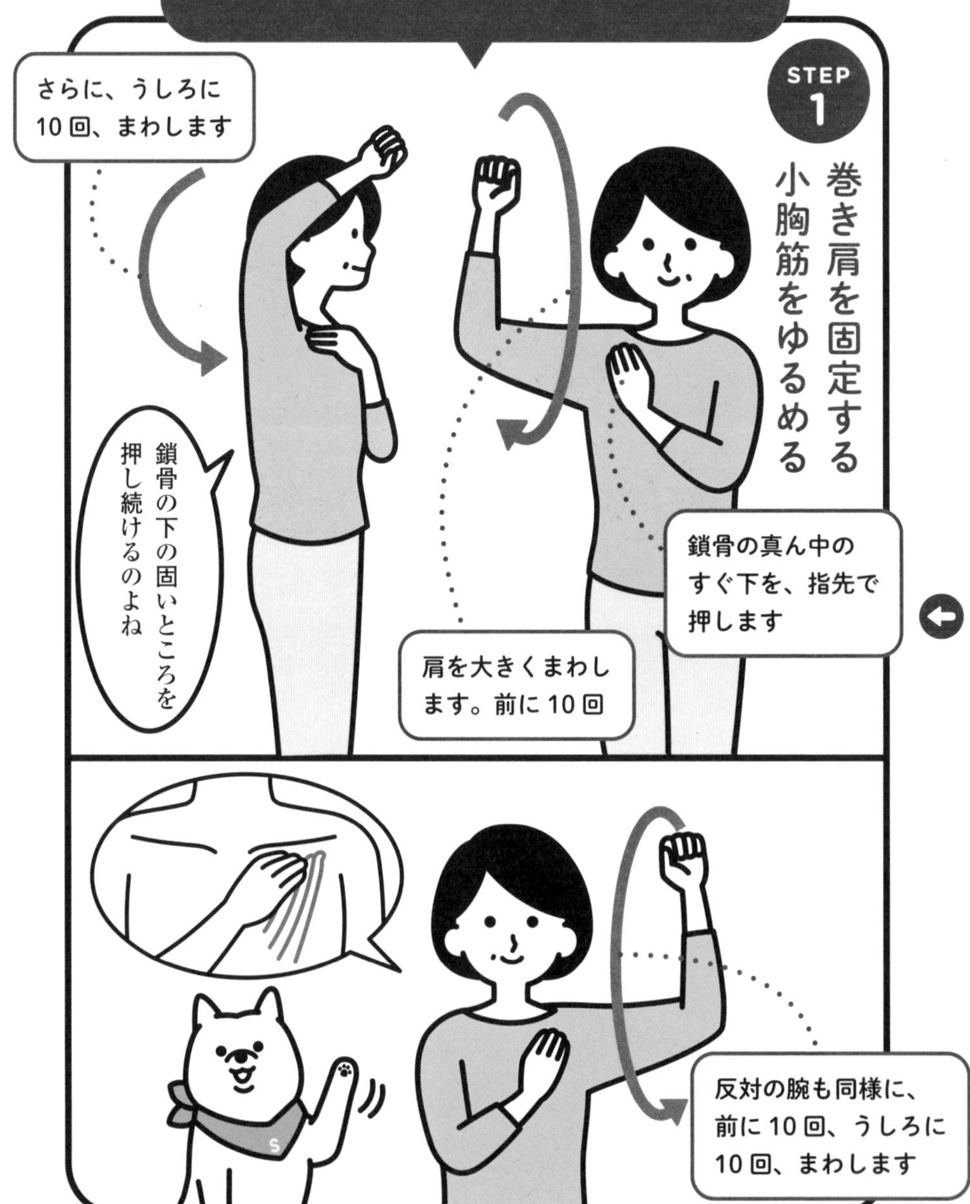

ストレートネック

STEP 2-1
胸鎖乳突筋をゆるめる
横を向いて首の筋肉が盛り上がる場所を確認します
正面を向いて、上のほうから円を描くように、20 秒間ゆるめていきます
終わったら反対側も同じように、ゆるめていきます
STEP 2-2
胸鎖乳突筋をストレッチ
左の胸鎖乳突筋をストレッチする場合、顔を右に向け、さらにあごを上に突き出します
鎖骨の内側、胸鎖乳突筋の付着部を指先で押さえた状態で、20 秒間キープ
反対側も同じように、顔をなめ上に向けてストレッチするのよね

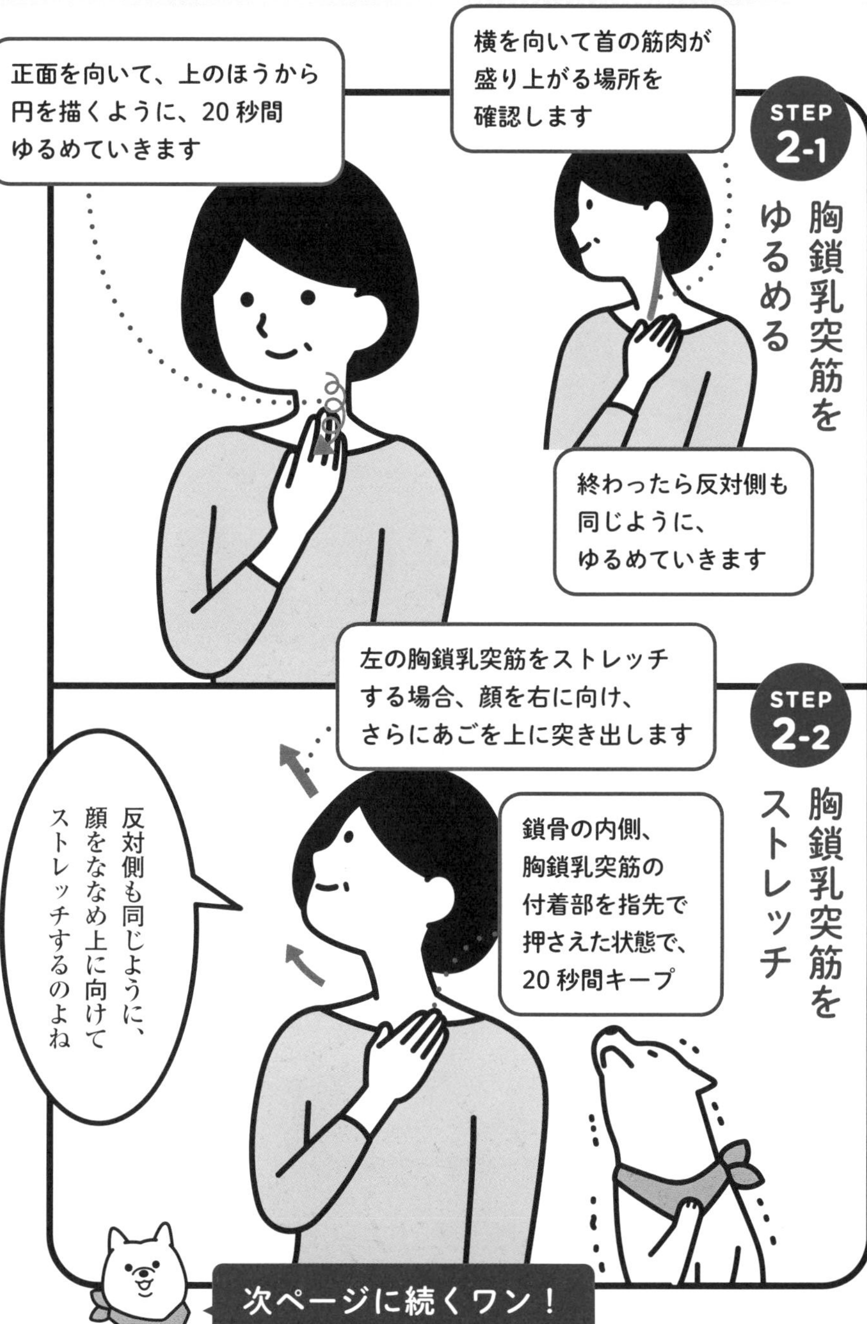

次ページに続くワン！

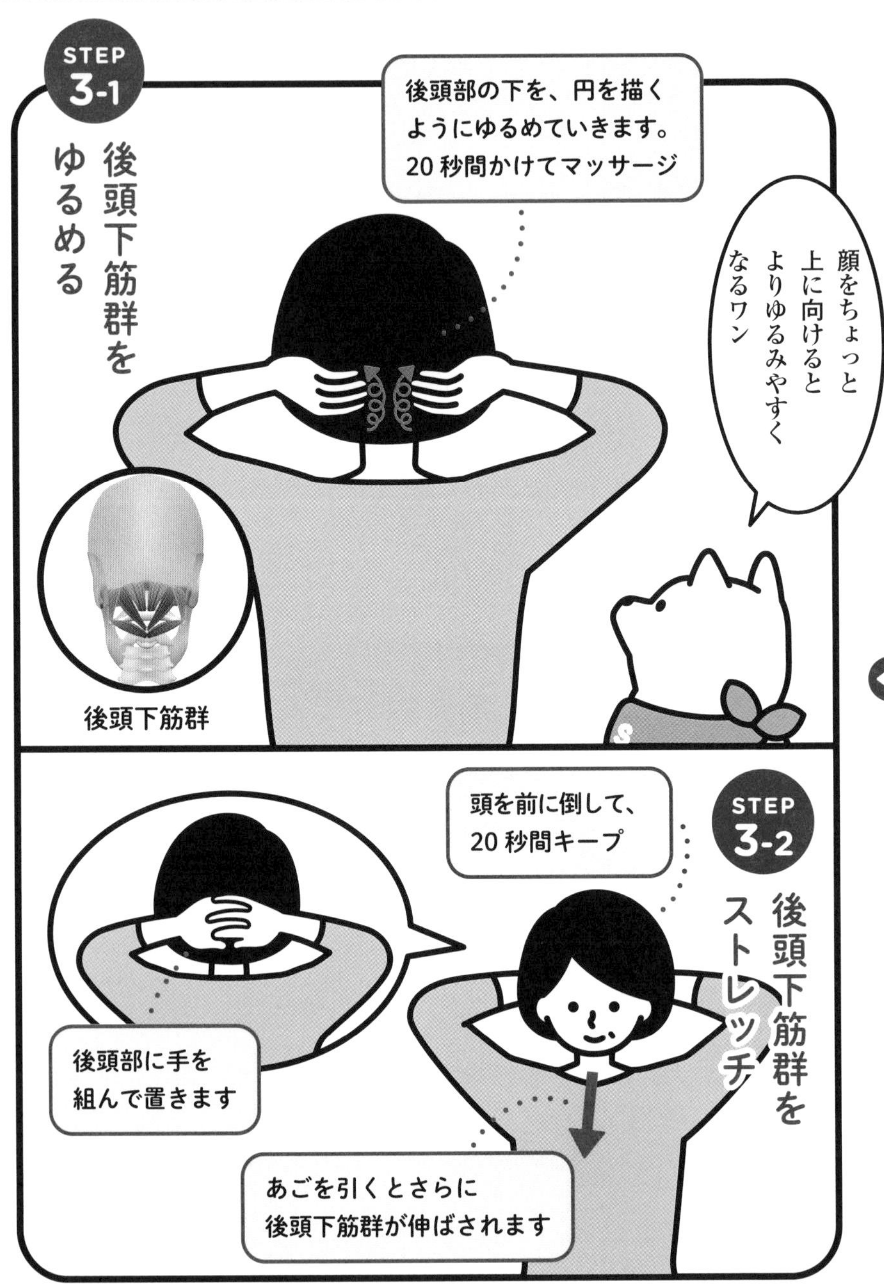
STEP 3-1
後頭下筋群をゆるめる
後頭部の下を、円を描くようにゆるめていきます。20 秒間かけてマッサージ
顔をちょっと上に向けるとよりゆるみやすくなるワン
後頭下筋群
STEP 3-2
後頭下筋群をストレッチ
頭を前に倒して、20 秒間キープ
後頭部に手を組んで置きます
あごを引くとさらに後頭下筋群が伸ばされます

ストレートネック

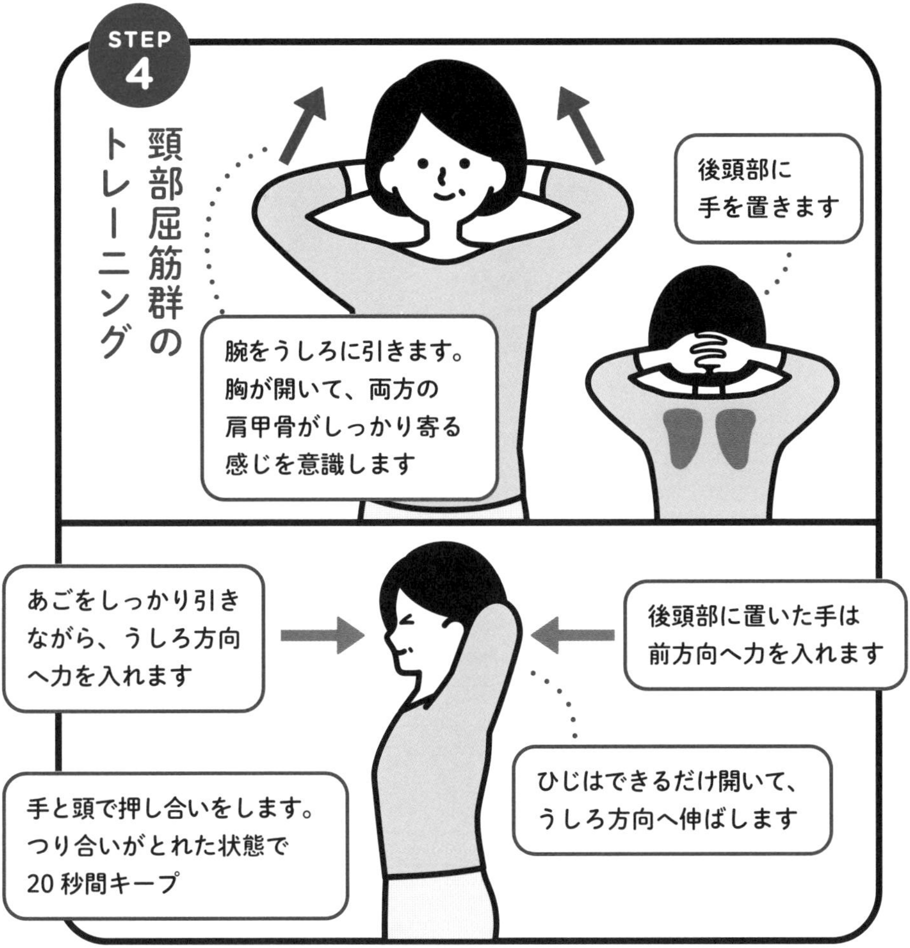

STEP 4

頸部屈筋群のトレーニング

後頭部に手を置きます

腕をうしろに引きます。胸が開いて、両方の肩甲骨がしっかり寄る感じを意識します

あごをしっかり引きながら、うしろ方向へ力を入れます

後頭部に置いた手は前方向へ力を入れます

ひじはできるだけ開いて、うしろ方向へ伸ばします

手と頭で押し合いをします。つり合いがとれた状態で20秒間キープ

ワンポイント

ステップ4では後頭部に手を置き、ひじを張ったときに、両ひじができるだけ両肩と水平になるように大きく開きます。胸がしっかり開いて、両方の肩甲骨が寄る感じが意識できるとより効果的なトレーニングができるワン！

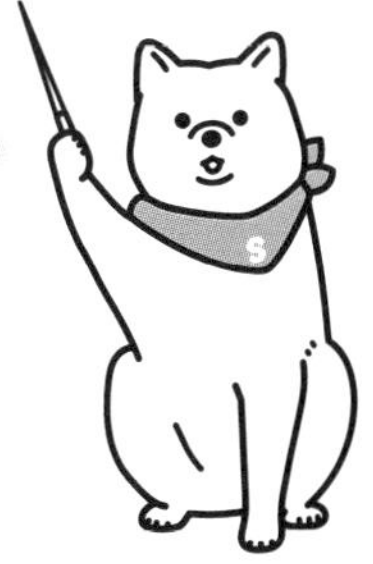

肩こり

肩をもむよりも手を上げて！「大胸筋」と「広背筋」をストレッチ

×
残念マッサージ
肩をもんだり叩いたりしても、根本的な解決にはなりません。肩の前面と背面の筋肉のアンバランスを調整しましょう。
○
効果抜群ストレッチ

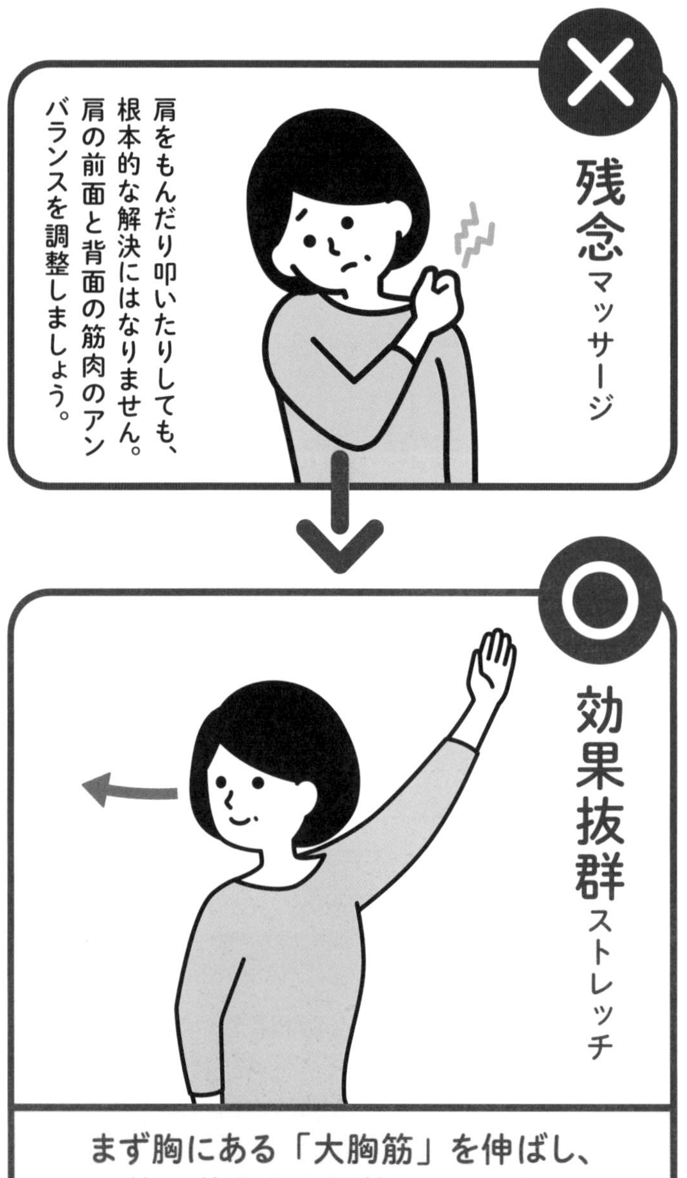

まず胸にある「大胸筋」を伸ばし、体の前面から調整していこう！

原因

ねこ背や巻き肩といわれる姿勢です。この姿勢では「肩甲骨」や首のうしろの筋肉が外側に、肩は前に引っ張られて、腕は内側にねじれます。首のうしろから背中に広がる**「僧帽筋」も前に引っ張られ、血流が阻害されるので筋肉は硬くなり、神経も引き伸ばされます。**これが肩こりの正体です。

対処法

姿勢を正しい位置に戻せば、僧帽筋本来の機能である伸び縮みがしっかりできるようになり、血流が改善し、神経の圧迫がなくなります。その結果として、こりやハリ感が解消していきます。

肩こりの正体
硬い僧帽筋を柔軟にする

首から伸びる**僧帽筋**のうち、左右のどちらがより硬くなっているかセルフチェックをしてみましょう。

実際のセルフケアでは左右の硬くなっているほうから行います（できれば両方行います）。最初に、胸にある大きな筋肉の**大胸筋**をしっかり伸ばします。

次に、背中に広がる**広背筋**を伸ばします。脇が伸びてくるのを感じたところで10秒間キープします。姿勢を戻してから、肩を痛めないようにゆっくり手を下ろします。

最後に肩まわりの僧帽筋を調整します。ねこ背・巻き肩は、肩の前面とうしろ側の筋肉の柔らかさがアンバランスになっていることが多いからです。肩甲骨を寄せるイメージで行ってください。

詳しい図解は次ページ

胸と背中を伸ばしてから僧帽筋を柔軟に！３ステップ

ああ、肩がこるわ
それじゃ樽見さん、まずは今の体の状態をチェックしましょう
僧帽筋
僧帽筋の硬さチェック
左右に頭を倒します
頭を倒しにくい側の僧帽筋が硬い
左右に顔を向けます
顔を向けにくい側とは反対の僧帽筋が硬い
頭は左に倒しにくくて、顔は右に向けにくいです
樽見さんは、左の僧帽筋が硬いようですね
その状態を覚えて左側からセルフケアを始めましょう！

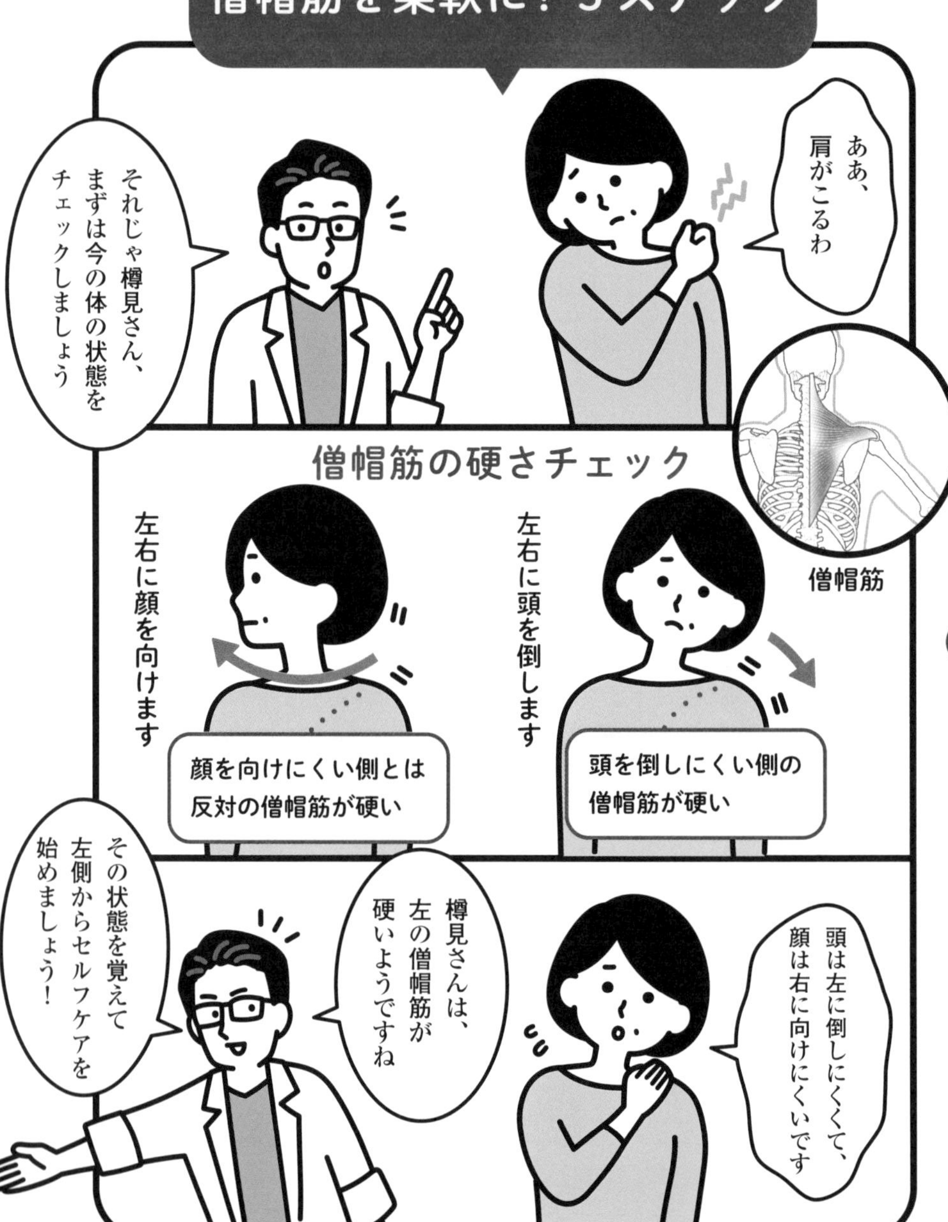

肩こり

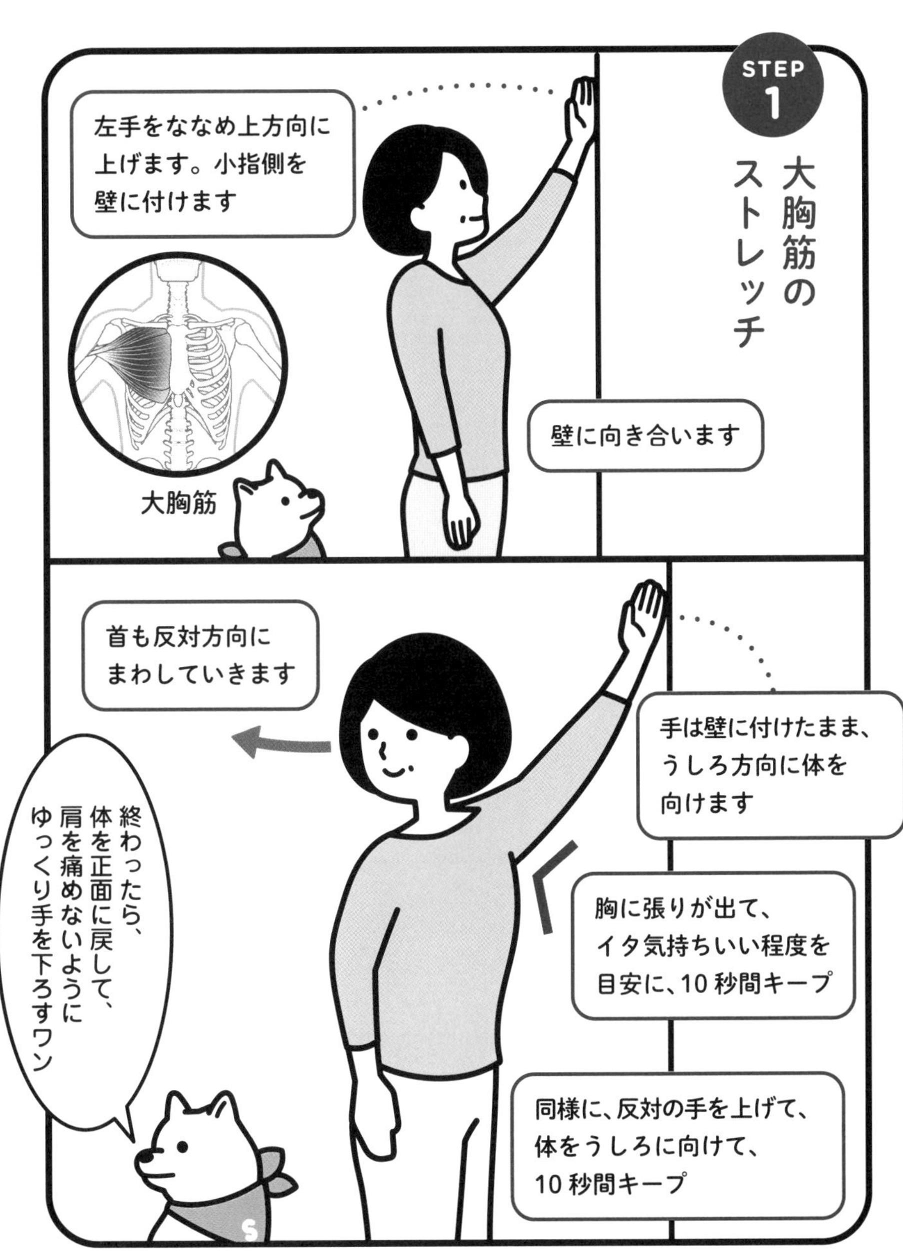
STEP 1
大胸筋のストレッチ
左手をななめ上方向に上げます。小指側を壁に付けます
大胸筋
壁に向き合います
首も反対方向にまわしていきます
手は壁に付けたまま、うしろ方向に体を向けます
胸に張りが出て、イタ気持ちいい程度を目安に、10 秒間キープ
同様に、反対の手を上げて、体をうしろに向けて、10 秒間キープ
終わったら、体を正面に戻して、肩を痛めないようにゆっくり手を下ろすワン

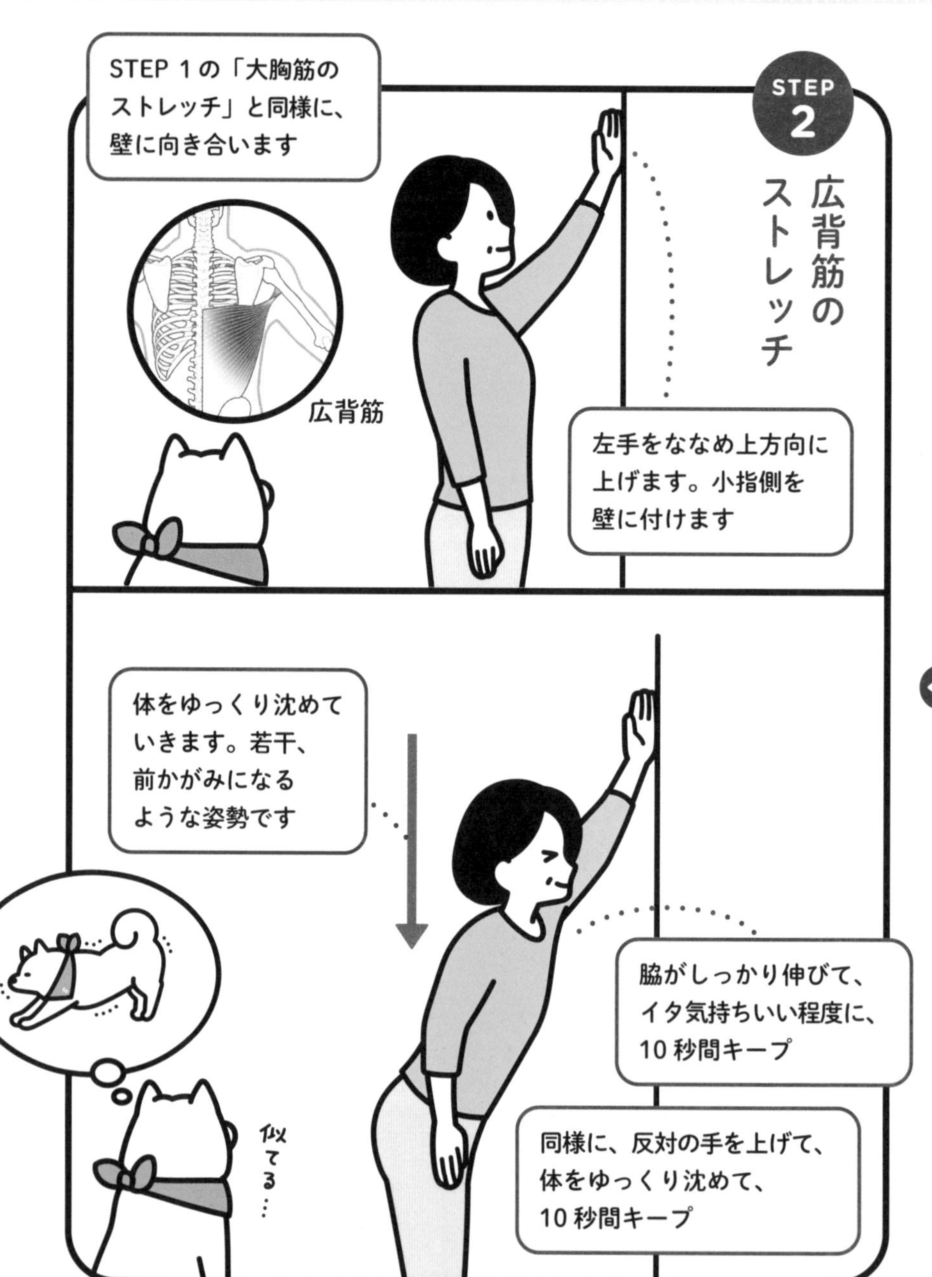
STEP 2
広背筋のストレッチ
STEP 1の「大胸筋のストレッチ」と同様に、壁に向き合います
広背筋
左手をななめ上方向に上げます。小指側を壁に付けます
体をゆっくり沈めていきます。若干、前かがみになるような姿勢です
脇がしっかり伸びて、イタ気持ちいい程度に、10 秒間キープ
同様に、反対の手を上げて、体をゆっくり沈めて、10 秒間キープ
似てる…

肩こり

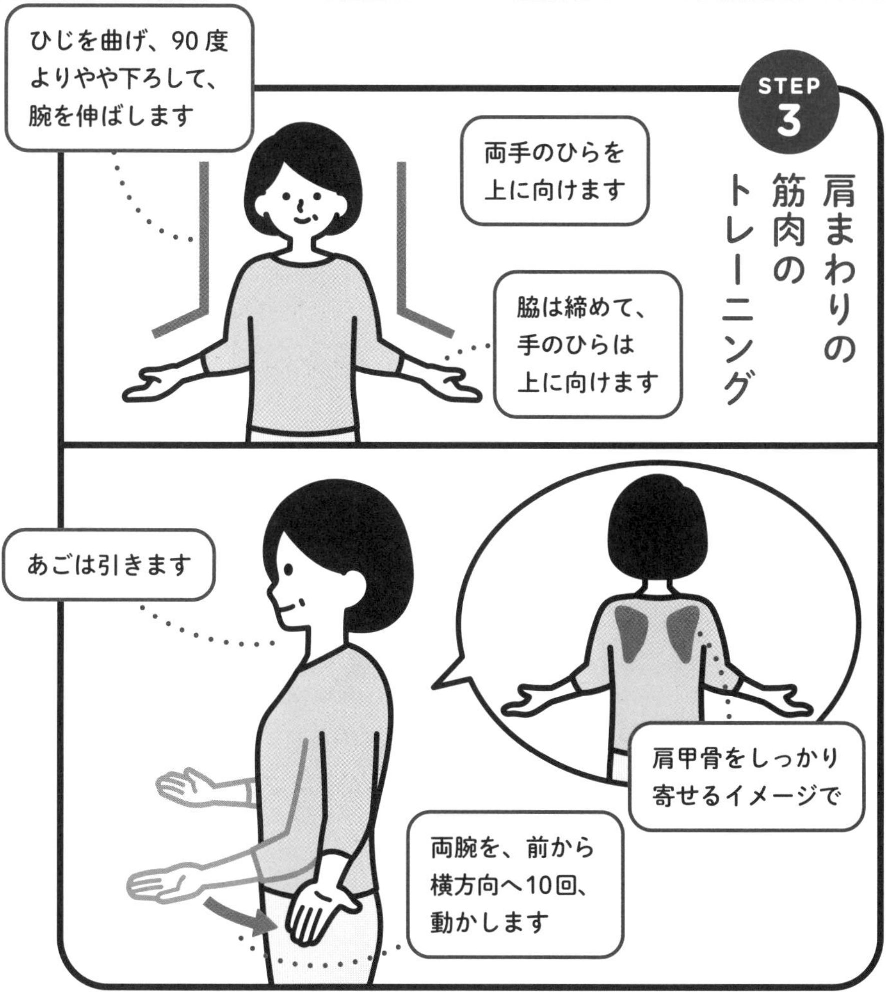

STEP 3 肩まわりの筋肉のトレーニング

ひじを曲げ、90度よりやや下ろして、腕を伸ばします

両手のひらを上に向けます

脇は締めて、手のひらは上に向けます

あごは引きます

肩甲骨をしっかり寄せるイメージで

両腕を、前から横方向へ10回、動かします

ワンポイント

終わったら、頭や顔を左右に倒して、僧帽筋の硬さをチェックしてみましょう。動かしやすくなっているはずです。最後の肩まわりの筋肉のトレーニングでは、ただ手を左右に開くだけではなく、肩甲骨をしっかり寄せましょう。

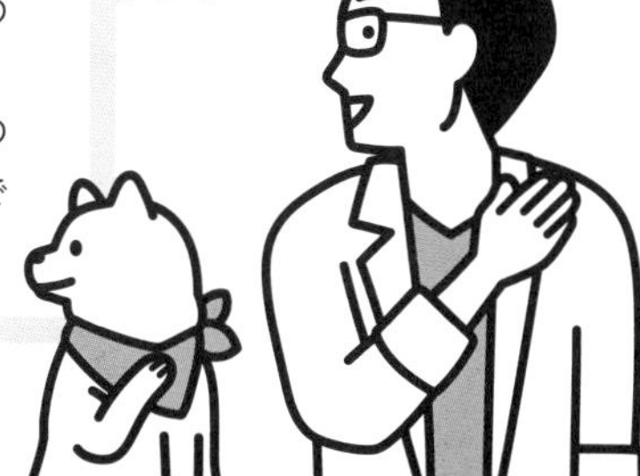

PART1 No.3

四十肩・五十肩

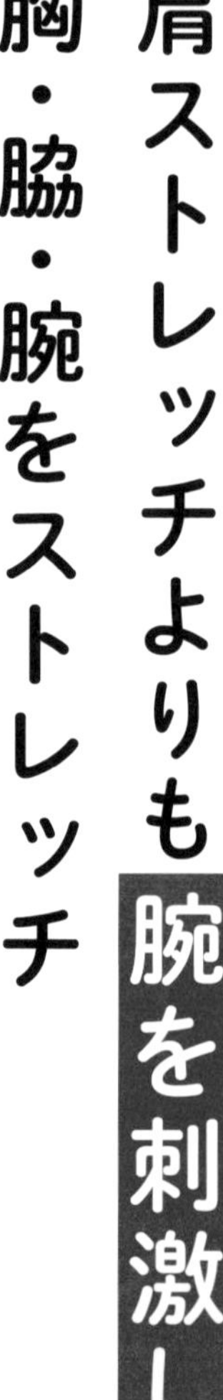

肩ストレッチよりも胸・脇・腕をストレッチ
腕を刺激して！

残念ストレッチ

「肩」の字がついていても、原因は肩にはありません。腕をまわすストレッチでは症状を悪化させてしまうことも。

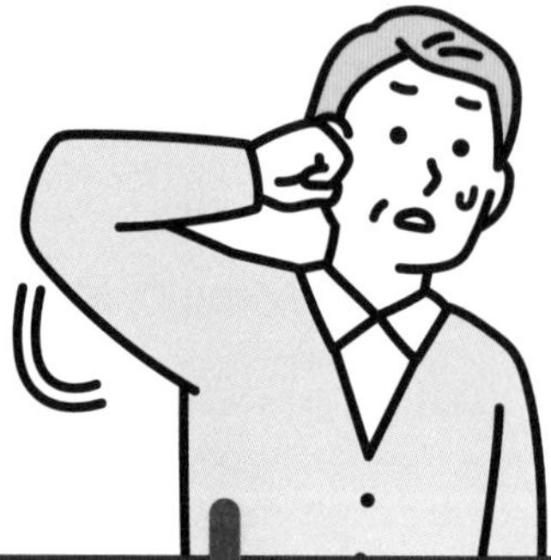

効果抜群ストレッチ

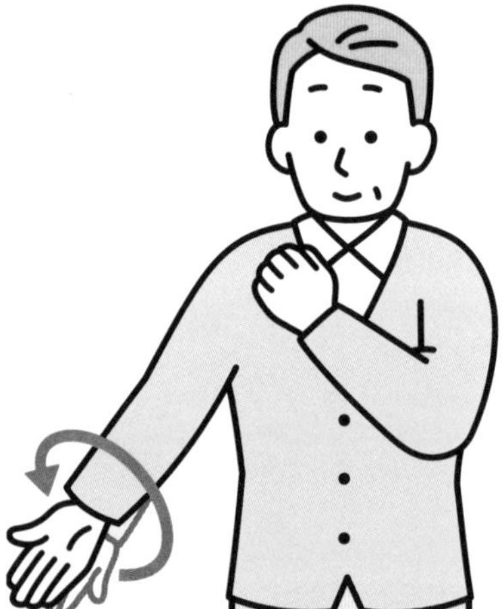

原因は胸・脇・腕の筋肉にあるので、3つの筋肉をゆるめて柔軟にします

原因

実は、原因は肩にはなく、**胸・脇・腕の筋肉が原因**です。腕は正常なら180度上がります。しかし、肩関節の可動域は120度しかありません。あとは肩甲骨の動きで補っています。その**肩甲骨の動きを悪くしているのが胸・脇・腕の筋肉**なのです。3つの筋肉が硬くなり、肩甲骨の動きが悪くなり、肩関節に炎症が起きるのです。

対処法

胸、脇、腕の筋肉へアプローチして硬くなった筋肉をゆるめ、肩甲骨を正しい状態に戻します。その後、肩甲骨の動きを引き出すトレーニングをします。

指で押して筋肉をゆるめ肩甲骨を正しい位置に

最初は、肩甲骨の動きに作用する**小胸筋**へのアプローチです。小胸筋を押し、さらに腕を外側にねじると効果的です。

次に脇の筋肉の**広背筋**、**肩甲下筋**をゆるめます。広背筋は上腕を内転させ、肩甲下筋は肩関節を内旋させる筋肉です。広背筋は、脇に親指を差し込み、背中側の筋肉をつかみ、肩甲下筋は脇に4本の指を差し込んで、刺激します。

その後、腕の筋肉の**腕橈骨筋**（わんとうこつきん）と**前腕屈筋群**にアプローチします。腕橈骨筋はひじを曲げたり手首を動かしたりし、前腕屈筋群は手首を屈曲させる筋肉です。

最後に、腕の上げ下げや腕をまわすといった動作をサポートする**肩甲骨**の自然な動きを引き出すトレーニングを行います。

 詳しい図解は次ページ

胸・脇・腕の筋肉をゆるめて肩甲骨を動かす4ステップ

イタタ…
そんなときには、このストレッチですよ～
鎖骨の真ん中のすぐ下の硬いところ（小胸筋の付け根）を、指で押します
STEP 1
小胸筋のストレッチ
鎖骨の真ん中のすぐ下を、3本の指の先端か指の腹で、グッと押し込みます
腕を外側にグッとひねります。外側にひねって戻してを10回
反対の腕も、同様に10回、外側にねじります

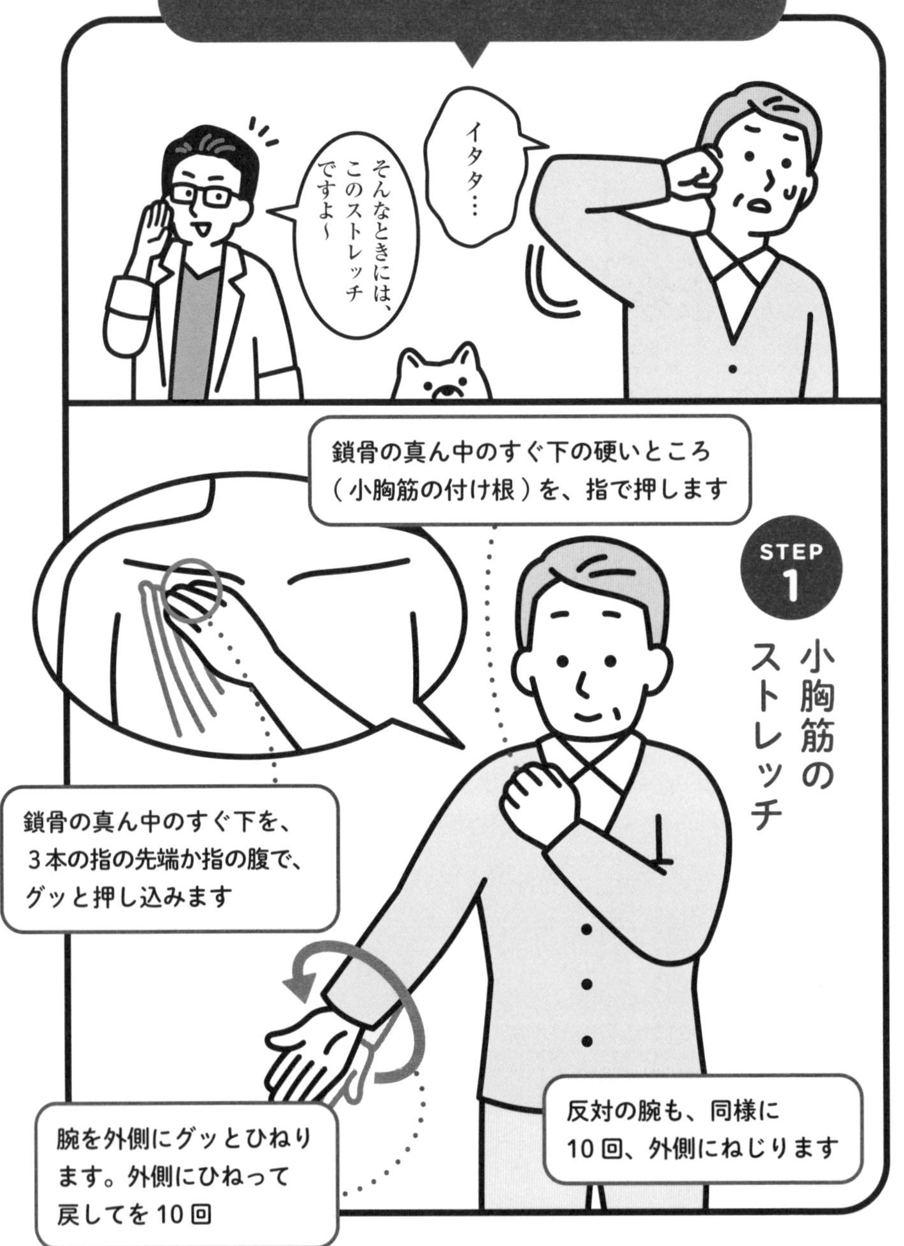

四十肩・五十肩

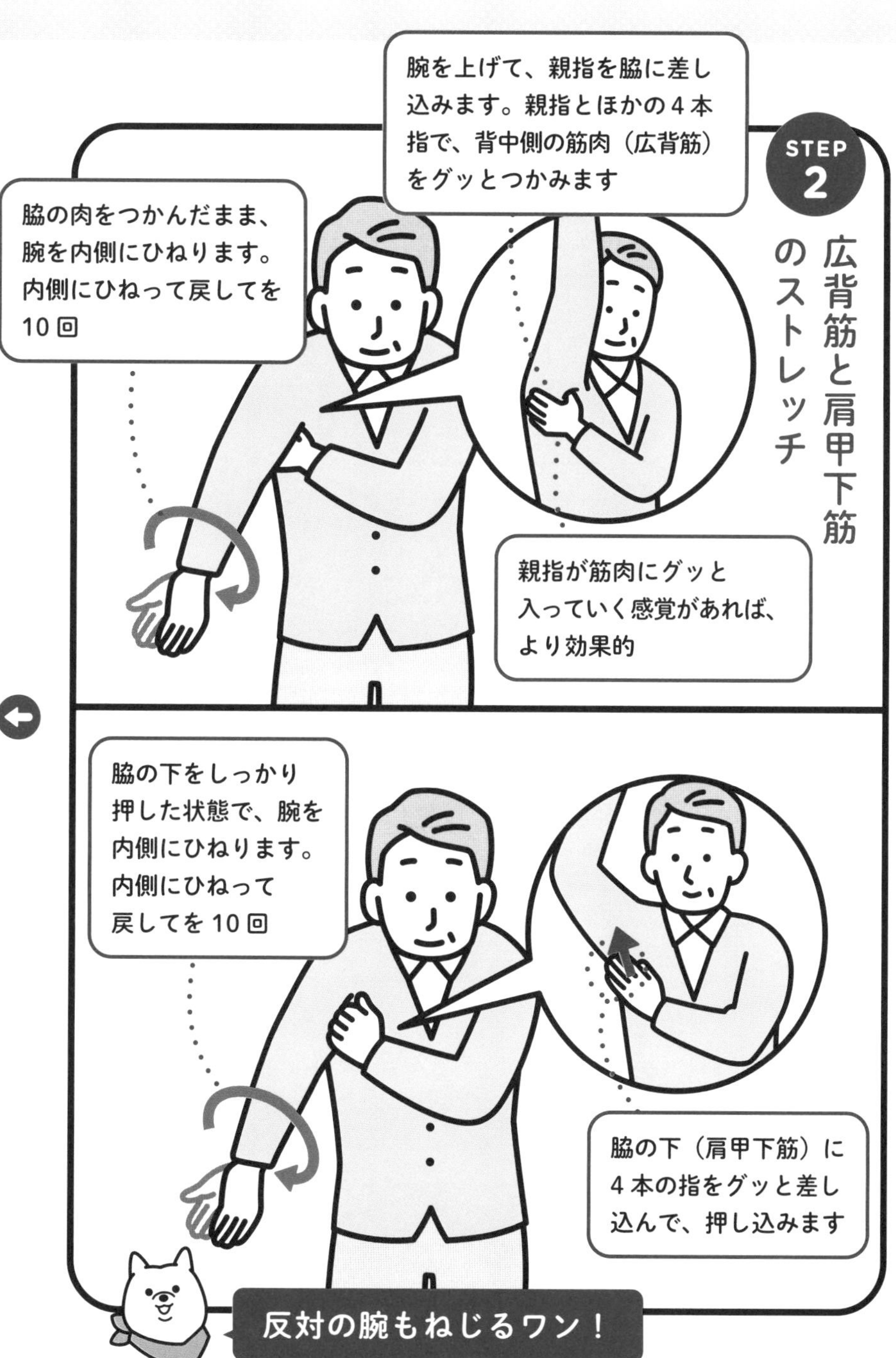
STEP 2
広背筋と肩甲下筋のストレッチ
腕を上げて、親指を脇に差し込みます。親指とほかの4本指で、背中側の筋肉（広背筋）をグッとつかみます
脇の肉をつかんだまま、腕を内側にひねります。内側にひねって戻してを10回
親指が筋肉にグッと入っていく感覚があれば、より効果的
脇の下をしっかり押した状態で、腕を内側にひねります。内側にひねって戻してを10回
脇の下（肩甲下筋）に4本の指をグッと差し込んで、押し込みます
反対の腕もねじるワン！

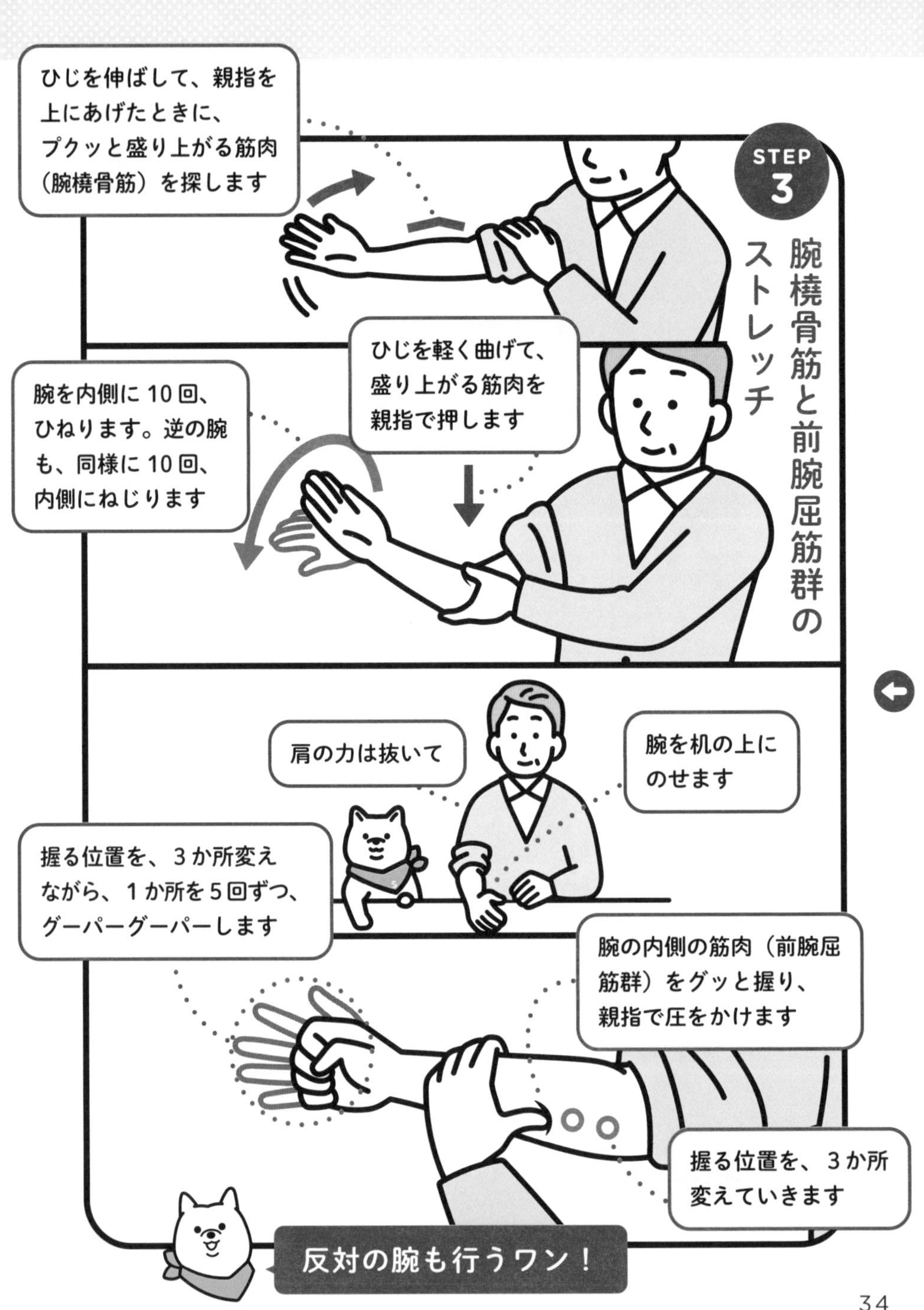
STEP
3
腕橈骨筋と前腕屈筋群のストレッチ
ひじを伸ばして、親指を上にあげたときに、プクッと盛り上がる筋肉（腕橈骨筋）を探します
ひじを軽く曲げて、盛り上がる筋肉を親指で押します
腕を内側に 10 回、ひねります。逆の腕も、同様に 10 回、内側にねじります
肩の力は抜いて
腕を机の上にのせます
握る位置を、3 か所変えながら、1 か所を 5 回ずつ、グーパーグーパーします
腕の内側の筋肉（前腕屈筋群）をグッと握り、親指で圧をかけます
握る位置を、3 か所変えていきます
反対の腕も行うワン！

四十肩・五十肩

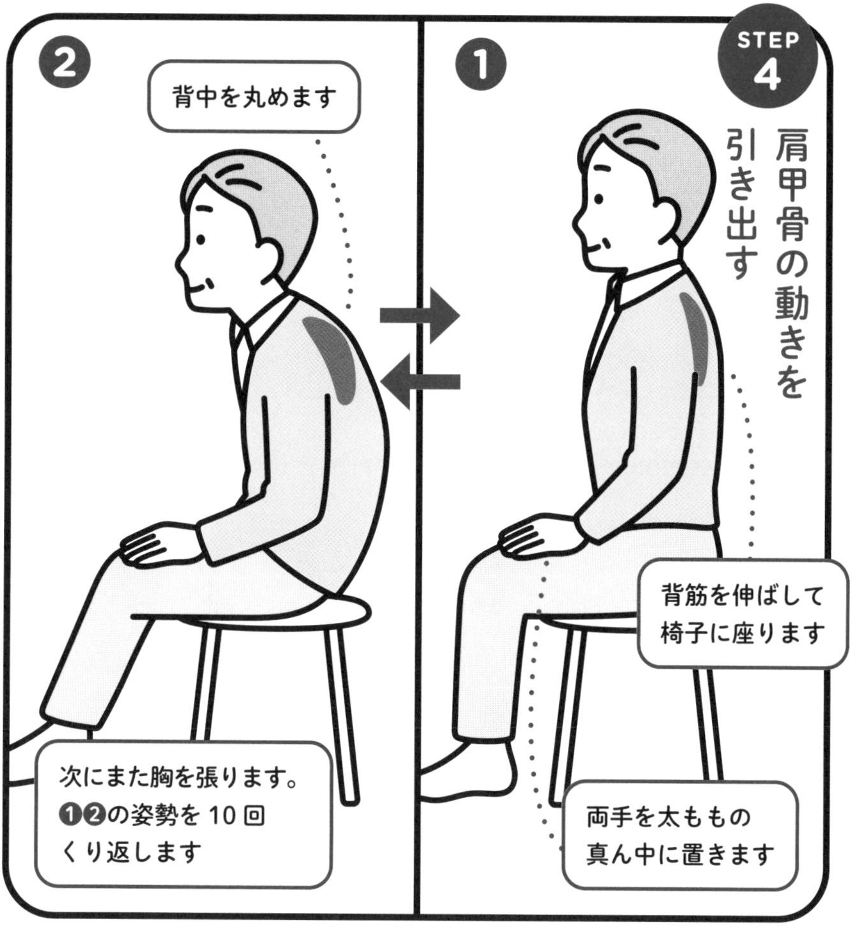

STEP 4

肩甲骨の動きを引き出す

❶ 背筋を伸ばして椅子に座ります

両手を太ももの真ん中に置きます

❷ 背中を丸めます

次にまた胸を張ります。❶❷の姿勢を10回くり返します

ワンポイント

ステップ3で腕橈骨筋を親指で押し、腕をねじるときには指の圧をゆるめないでください。また、前腕屈筋群のアプローチでは手でグーパーする際も、腕への圧力が変わらないようにしましょう。

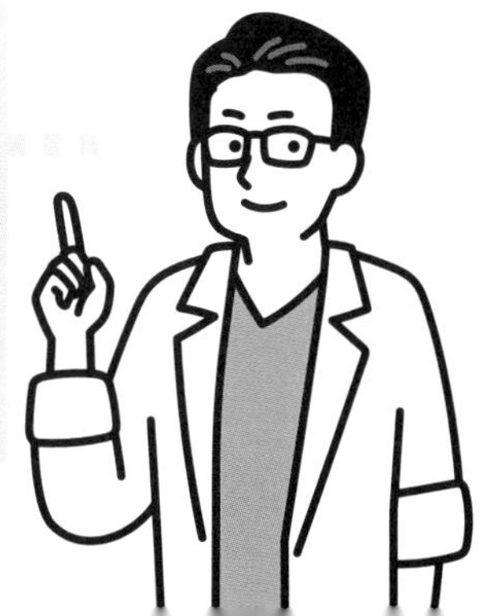

腰痛 No.4

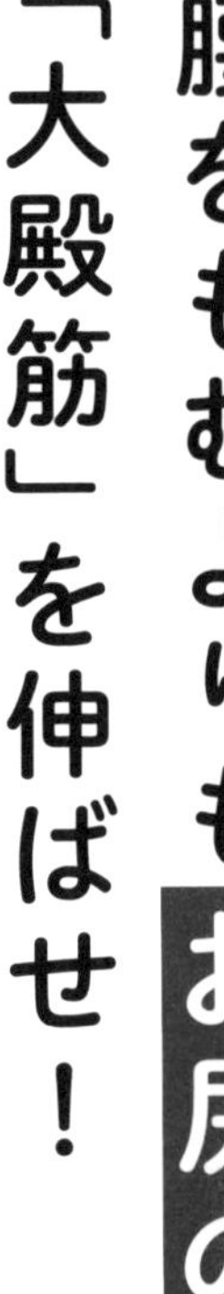

× 残念マッサージ

腰をもんでも根本的な解決にはなりません。痛みの原因は、腰の動きに伴う股関節の動きが悪いせいです。

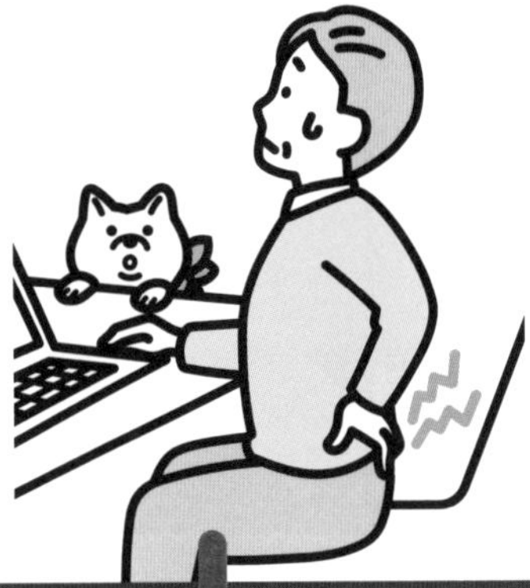

○ 効果抜群ストレッチ

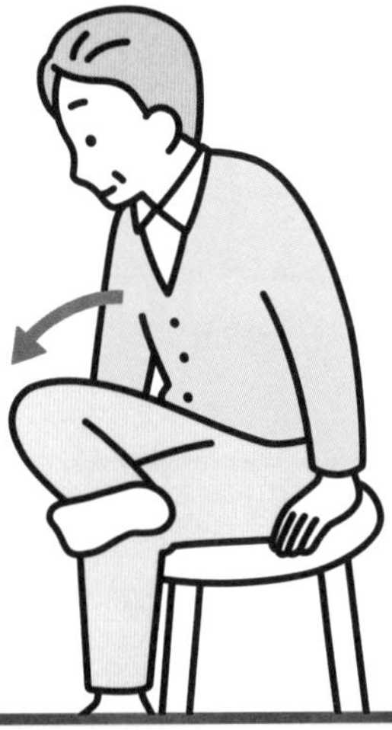

股関節を動かす筋肉「大殿筋」を柔軟にするのが効果的!

原因

体を前に曲げたり、うしろに反ったり、ひねったりするときには腰が動き、関節が動きます。つまり、腰の動きのほとんどには股関節の動きが伴っているのです。そこで**股関節の動きが悪いと腰椎が過剰に動いてしまい、慢性的な腰痛が起こったり、ぎっくり腰を発症**したりするのです。

対処法

股関節の動きを悪くしているのはお尻の「大殿筋」です。**大殿筋が硬いと股関節が動きにくくなるので、柔軟にします。**その結果、股関節がうまく機能し、腰椎の過剰な動きをセーブするので腰痛が改善します。

大殿筋にアプローチする3レベルのストレッチ

大殿筋をゆるめる3つのストレッチを紹介します。すべてを行う必要はなく、**ムリせずにできるレベルのストレッチをどれかひとつ、行ってください。**

レベル1は椅子に座ります。骨盤の上から少し下がったところにお尻の筋肉が盛り上がったポイントがあると思います。そこを親指で押さえ、座った状態で前に倒します。最低5回行ってください。

レベル2は座って片足を膝の上にのせ、そのまま体を前に倒します。このまま15〜30秒間キープします。これを左右行います。

レベル3は横になります。片足を体の前で曲げ、反対側の足は伸ばします。この姿勢をとって余裕のある人は上半身をひねってみましょう。より筋肉が伸びます。

詳しい図解は次ページ

腰痛をスーッと消す！
3レベルのストレッチ

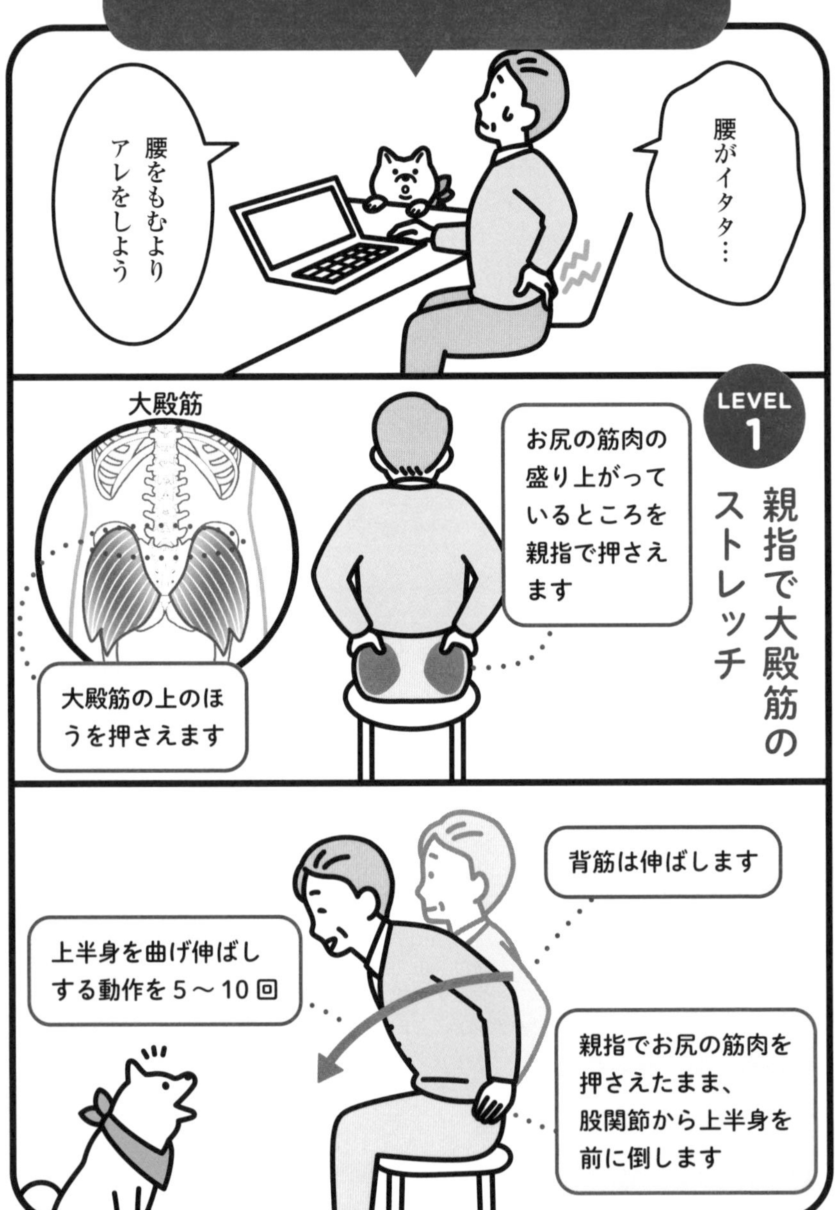

腰痛

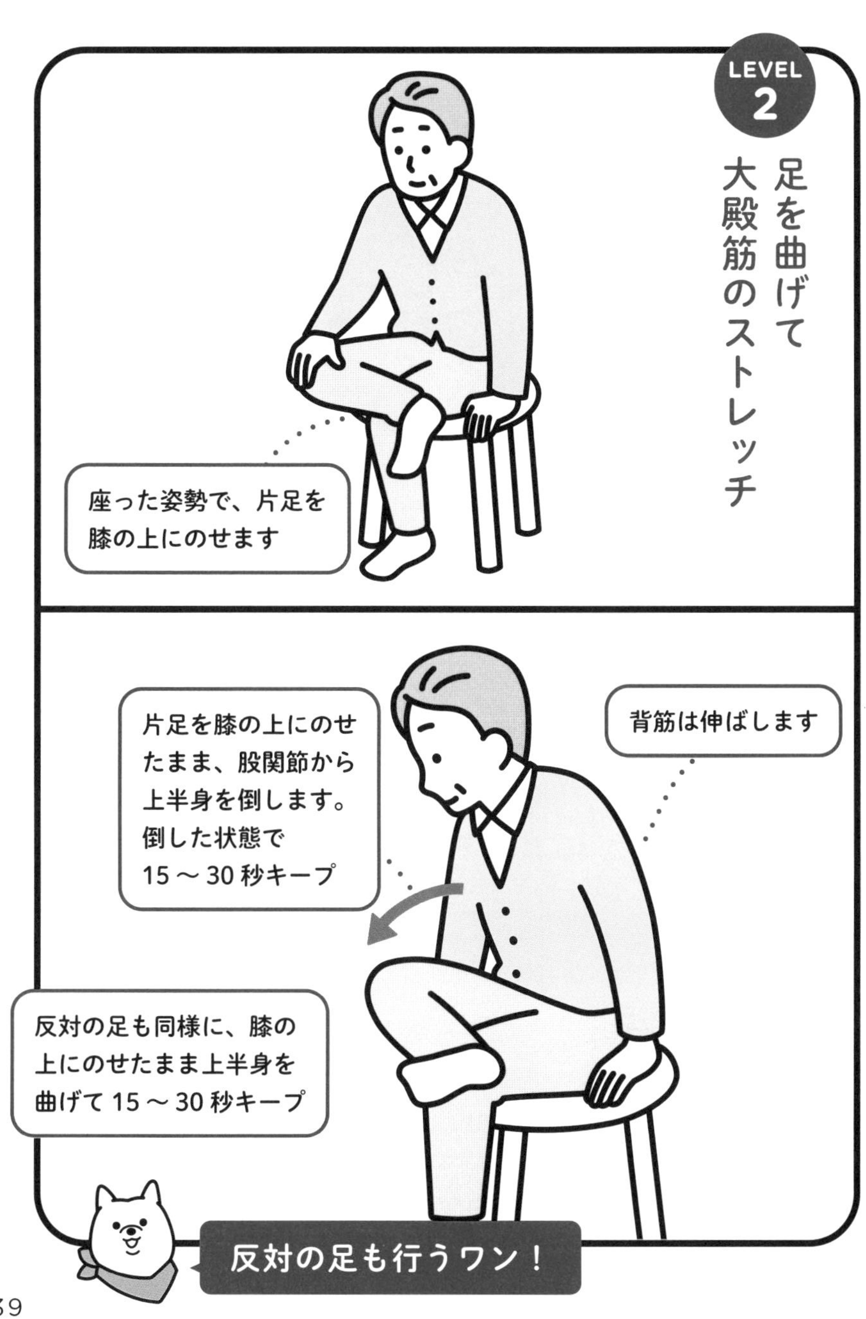
LEVEL 2
足を曲げて大殿筋のストレッチ
座った姿勢で、片足を膝の上にのせます
片足を膝の上にのせたまま、股関節から上半身を倒します。倒した状態で15 ～ 30 秒キープ
背筋は伸ばします
反対の足も同様に、膝の上にのせたまま上半身を曲げて 15 ～ 30 秒キープ
反対の足も行うワン！

LEVEL 3
寝ながら大殿筋のストレッチ
基本のポーズ
ベッドや床の上で、両手をつきます
片足は曲げて、もう片足は伸ばした姿勢を30 秒キープ
基本のポーズが難しい人は、上半身を起こして30 秒キープ
やさしいポーズ
できる人ポーズ
できる人は、うつぶせになって上半身を、曲げた足のほうへひねってみましょう。30 秒キープ
反対の足も行うワン！

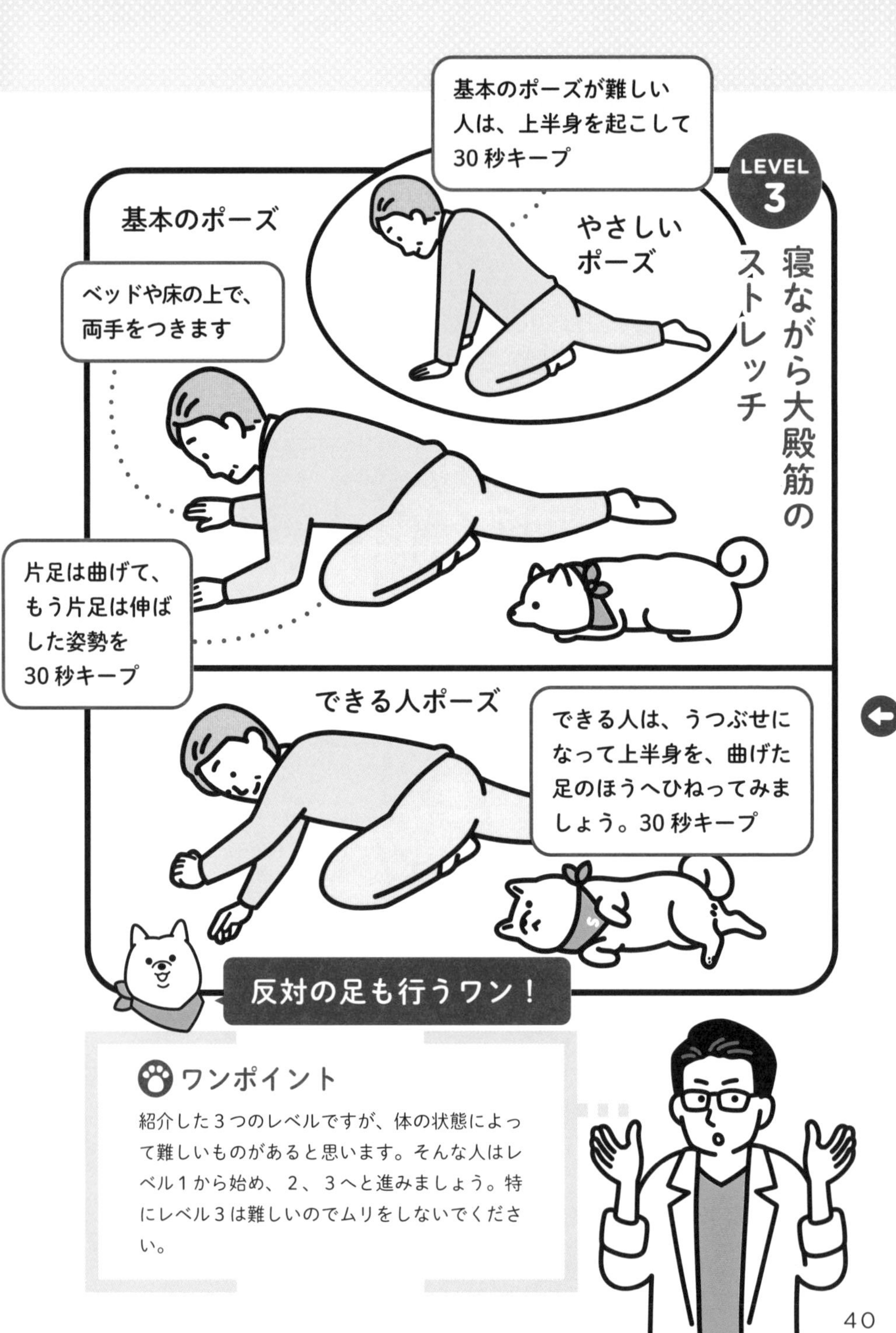

ワンポイント

紹介した３つのレベルですが、体の状態によって難しいものがあると思います。そんな人はレベル１から始め、２、３へと進みましょう。特にレベル３は難しいのでムリをしないでください。

COLUMN1

2分で血圧を下げる！ 2つのツボマッサージ

血圧が高くなる原因のひとつに、自律神経が乱れ、体の状態を脳にうまく伝達できないケースがあります。体は高い血圧を求めていないのに、脳への伝達がスムーズにいかず高血圧になってしまうのです。ここでは、神経の通り道にあり、中継点となっているツボを押して、脳への伝達回路を整え、血圧を下げる方法を紹介します。

押すツボは、喉ぼとけの指２本分外側にある人迎（じんけい）と手の甲側にある合谷（ごうこく）です。合谷は人さし指と親指の間にあり、反対側の親指を使って押すとピリッと感じる場所です。どちらのツボも息を吐きながら５秒間押し、吸いながら力を抜きます。

押すときも手を離すときもゆっくり行い、５回押します。回数が多すぎると体が刺激に慣れてしまい効果が出ないリスクがあります。このケアは、体の状態を脳に伝える回路が乱れている場合に有効です。これで血圧が下がらなければほかに原因があると考えてください。

合谷

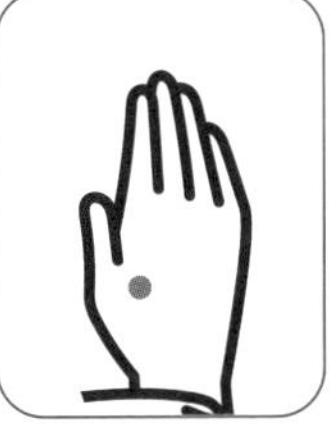

人迎

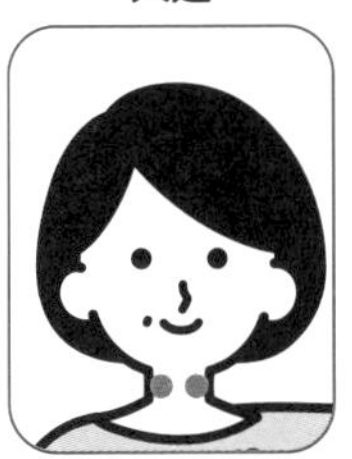

人迎は喉ぼとけの指２本分外側で、ドクドクと脈拍が感じ取れるところ

股関節の痛み

股関節をもむよりもお腹をもめ!
「腸腰筋」をマッサージ

残念マッサージ
股関節をもんでも根本的な解決にはなりません。股関節の屈曲をサポートする筋肉に原因があるからです。

効果抜群ストレッチ

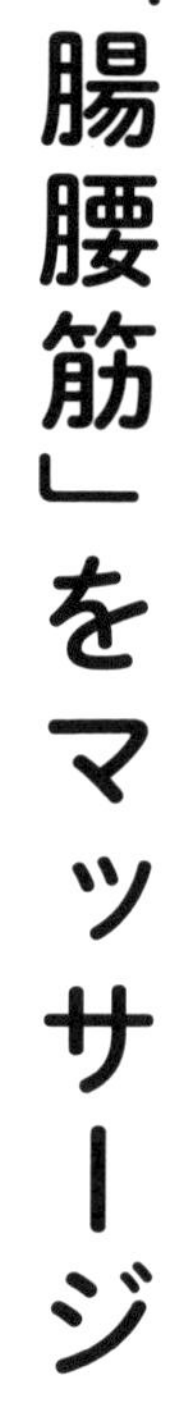

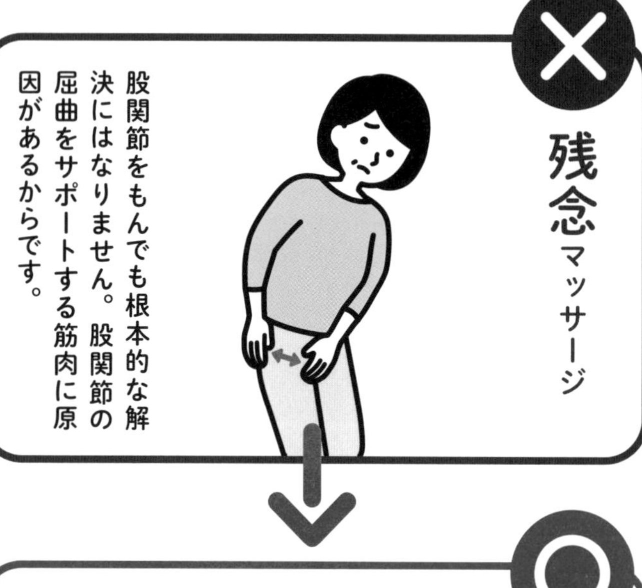

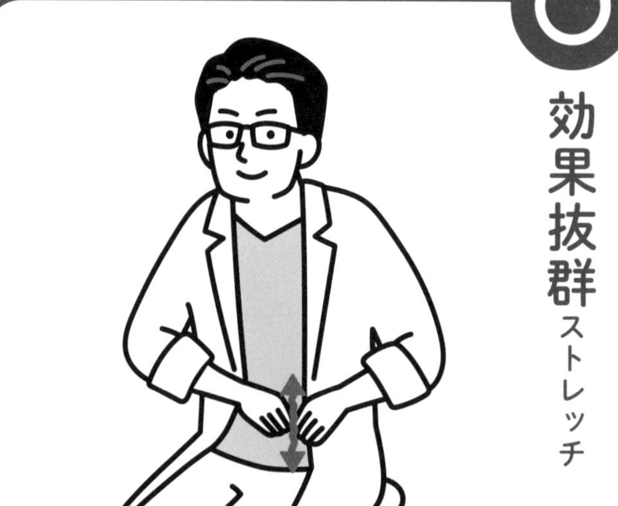

股関節の屈曲を補助するのは
「腸腰筋」で、お腹からもみます

原因

運動後や長く歩いたあとに出る**股関節の痛みや詰まり感の原因はズバリ、腸腰筋**です。腸腰筋は、股関節の屈曲をサポートし、足を持ち上げる筋肉です。使いすぎや緊張状態が長く続くと硬くなり、股関節のスムーズな動きが阻害されてしまうのです。

対処法

腸腰筋を構成しているのは、大腰筋と腸骨筋です。まず両方の筋肉の硬さをマッサージによって取り除き、即時に股関節の痛みを緩和する方法を解説します。その後、腸腰筋をしっかり鍛え、股関節に痛みが出ないようにする予防法も紹介します。

腸腰筋の硬さを除き収縮できるようにする

ステップ1では、歩行時に股関節の屈曲をサポートし、足や膝を持ち上げる**腸腰筋（大腰筋と腸骨筋）**をゆるめます。さらに腸腰筋のストレッチを行います。

まず、腸腰筋を構成する筋肉のひとつ、**大腰筋**をゆるめます。これは背骨を安定させる筋肉です。さらに太ももを上げたり骨盤を安定させたりする**腸骨筋**もゆるめます。1か所10秒間で左右を行います。

ステップ2は、**腸腰筋のストレッチ**ですが、お腹とお尻に力を入れて骨盤は後傾させるような姿勢をとってください。

ステップ3は、**腸腰筋**がしっかり収縮できるようにするエクササイズです。立ち上がり、壁に片方の手を添えて膝の上げ下げや静止などをします。

詳しい図解は次ページ

股関節の痛みをスーッと消す！３ステップ

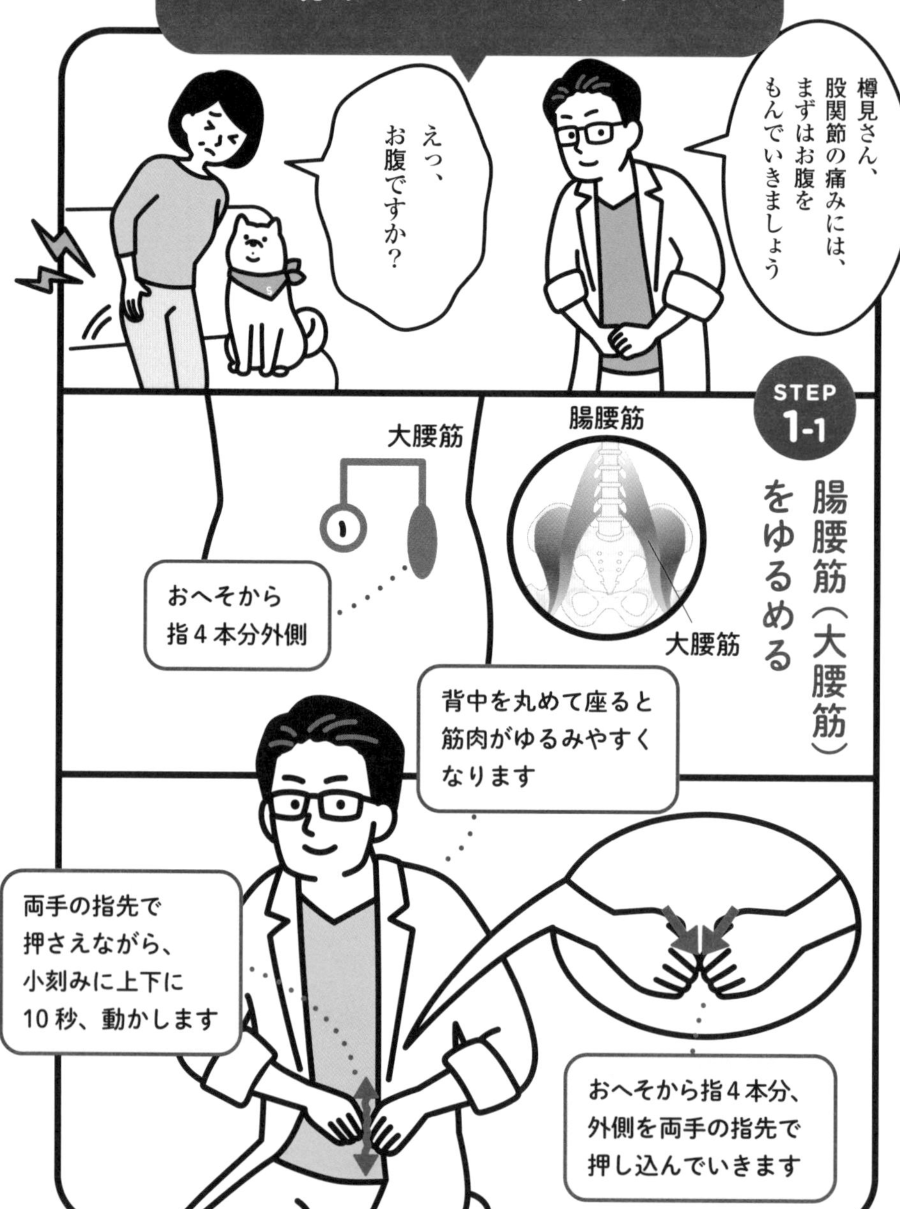

股関節の痛み

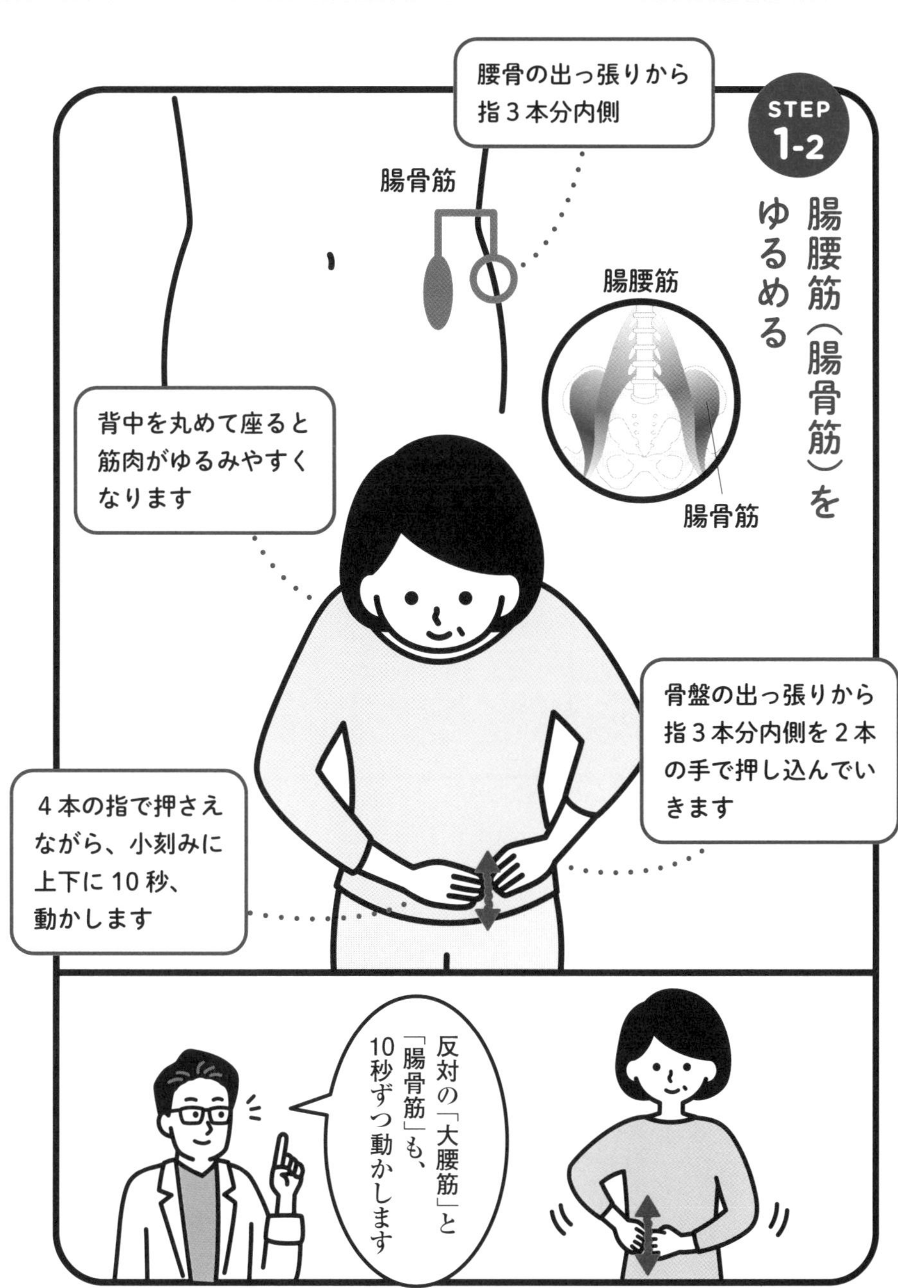
STEP 1-2
腸腰筋（腸骨筋）をゆるめる
腰骨の出っ張りから指３本分内側
腸骨筋
腸腰筋
腸骨筋
背中を丸めて座ると筋肉がゆるみやすくなります
骨盤の出っ張りから指３本分内側を２本の手で押し込んでいきます
４本の指で押さえながら、小刻みに上下に 10 秒、動かします
反対の「大腰筋」と「腸骨筋」も、10秒ずつ動かします

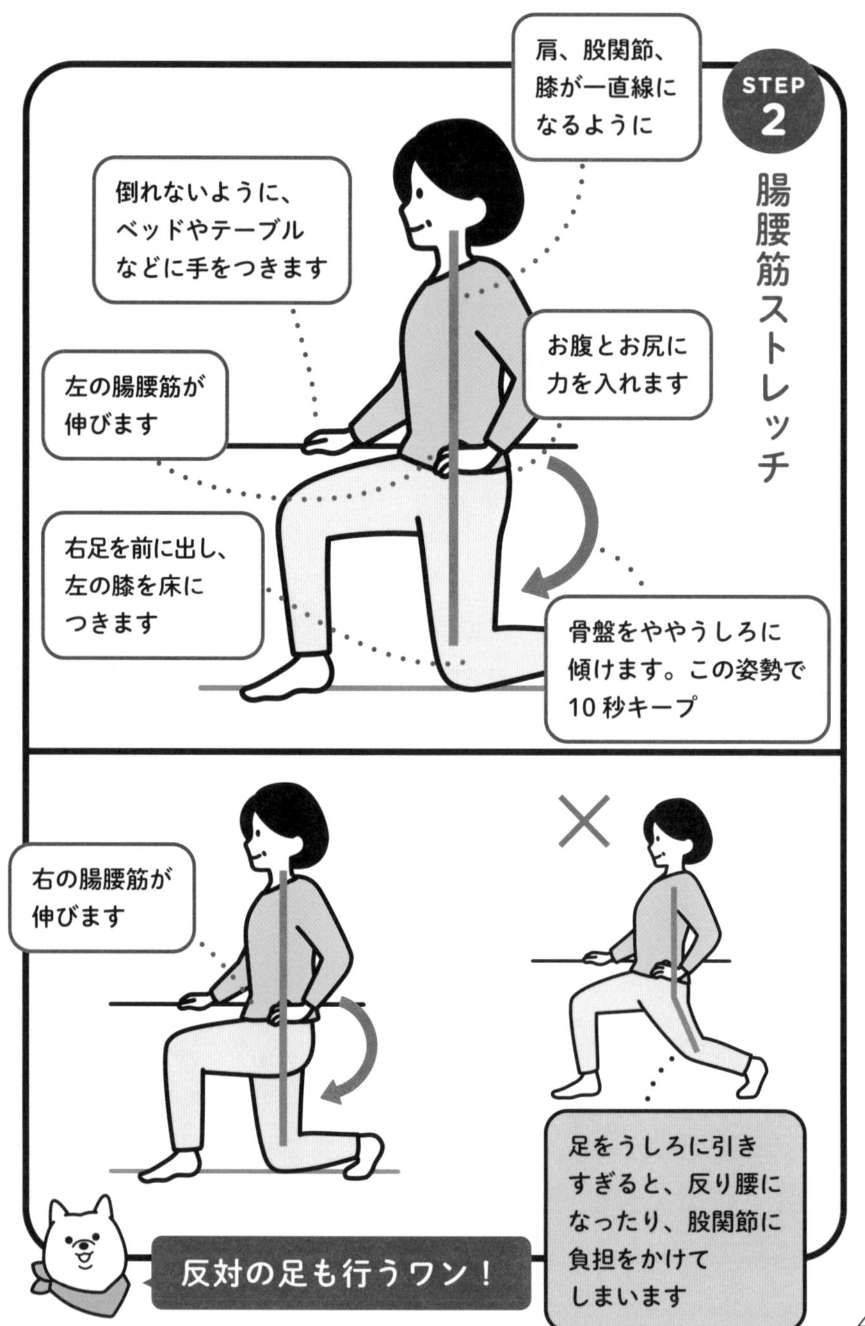
STEP 2
腸腰筋ストレッチ
肩、股関節、膝が一直線になるように
倒れないように、ベッドやテーブルなどに手をつきます
お腹とお尻に力を入れます
左の腸腰筋が伸びます
右足を前に出し、左の膝を床につきます
骨盤をややうしろに傾けます。この姿勢で10秒キープ
右の腸腰筋が伸びます
足をうしろに引きすぎると、反り腰になったり、股関節に負担をかけてしまいます
反対の足も行うワン！

股関節の痛み

STEP 3 腸腰筋エクササイズ

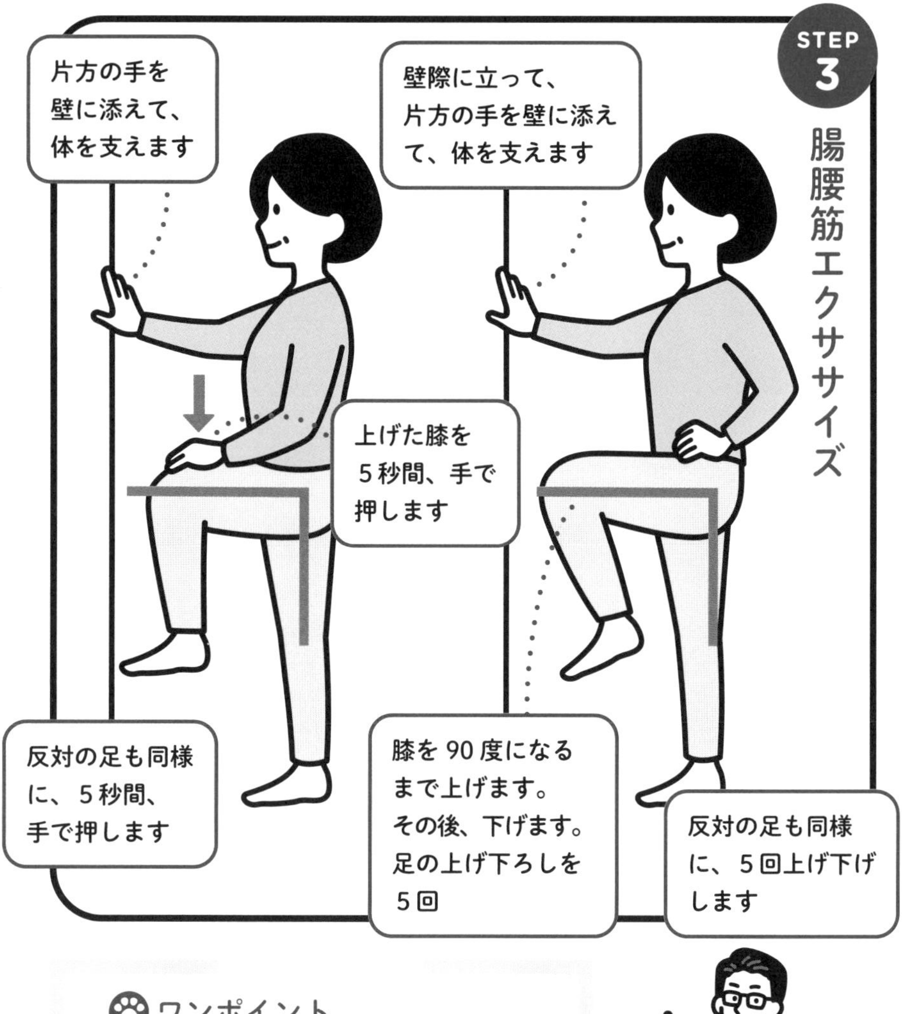

壁際に立って、片方の手を壁に添えて、体を支えます

膝を 90 度になるまで上げます。その後、下げます。足の上げ下ろしを5回

反対の足も同様に、5回上げ下げします

片方の手を壁に添えて、体を支えます

上げた膝を5秒間、手で押します

反対の足も同様に、5秒間、手で押します

ワンポイント

終わったら、もも上げをしてみて、股関節の詰まり感が改善されたか確認しましょう。ステップ3では、余裕があれば壁に手を添えずに片足立ちして、膝に両方の手のひらをのせて静止する方法もあります。より圧力をかけられます。

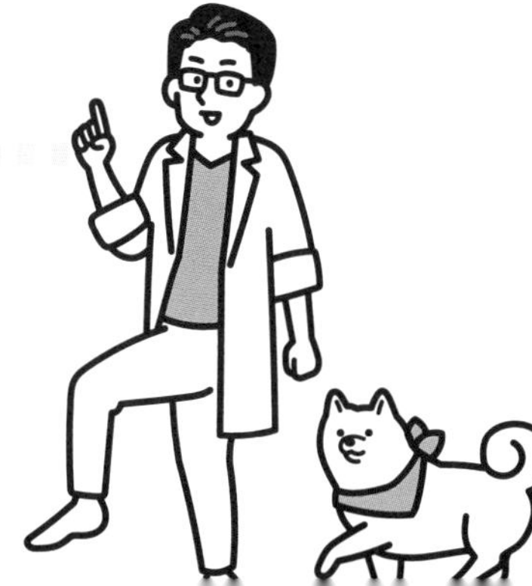

膝の痛み

膝をもむよりも足首をもめ！「距骨」をマッサージ

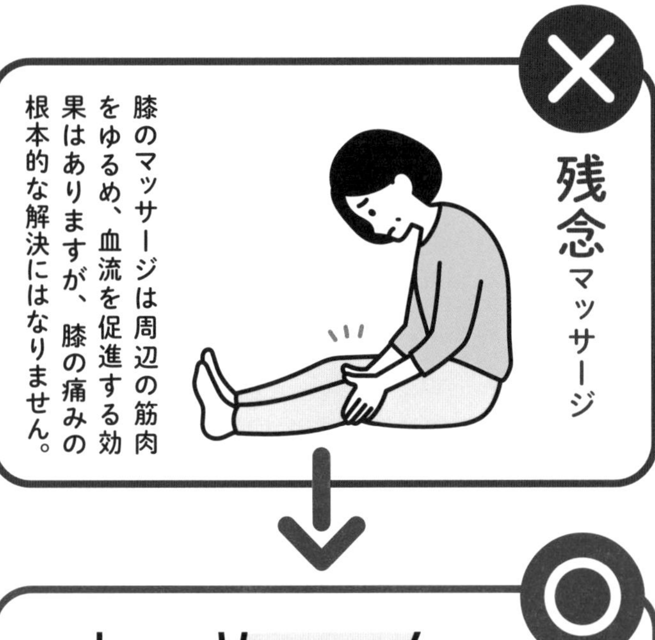

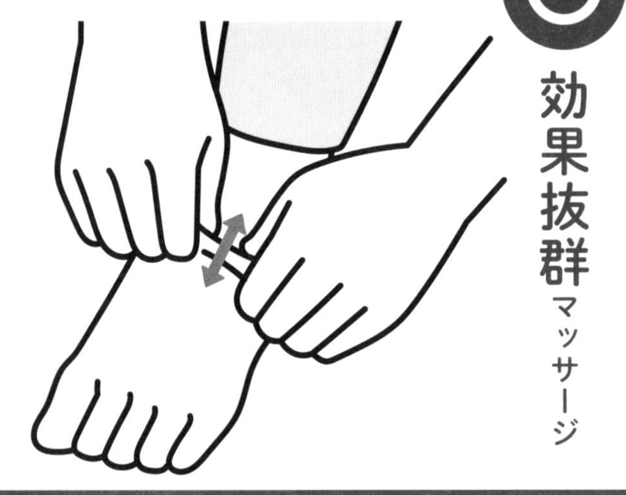

膝への衝撃を吸収するために、
足首の骨の動きを改善しよう！

原因

膝の痛みには足首が関係しています。歩くときには足から着地し、体重の衝撃を足首が吸収します。**足首の骨の中でも「距骨（きょこつ）」という骨の動きが悪くなると衝撃が吸収できず、膝や股関節に直接伝わり、痛みが出やすくなる**のです。

対処法

距骨は筋肉が付着していない特殊な骨です。そこで筋肉を調整する方法ではなく**距骨そのものにアプローチ**していきます。また**「距骨前脂肪体（きょこつぜんしぼうたい）」という脂肪体が距骨の動きと関連があると考えられるので、この脂肪体の動きをよくするケア**も行います。

距骨前脂肪体を調整し距骨に直接アプローチ

距骨は小さなハート形の骨です。**最初に足部全体の皮膚をつまんで動かします。**足首が硬い人は皮膚も硬くなっていることが多いのでしっかり動かしてください。距骨の周囲だけでなく内くるぶしのまわりや外くるぶしのまわり、アキレス腱の周囲もしっかり動かします。

次に距骨の前側にある「距骨前脂肪体」を調整します。距骨前脂肪体の動きがよくなると距骨の動きも改善すると考えられるからです。まず、距骨の位置を確認して両手の親指でしっかり圧をかけながらつま先を上げていきます。そして、すねの骨を前に倒しながら、距骨を押し込んでいきます。

セルフケアの前後で、立ったり座ったりを試して、効果を比較してみてください。

詳しい図解は次ページ

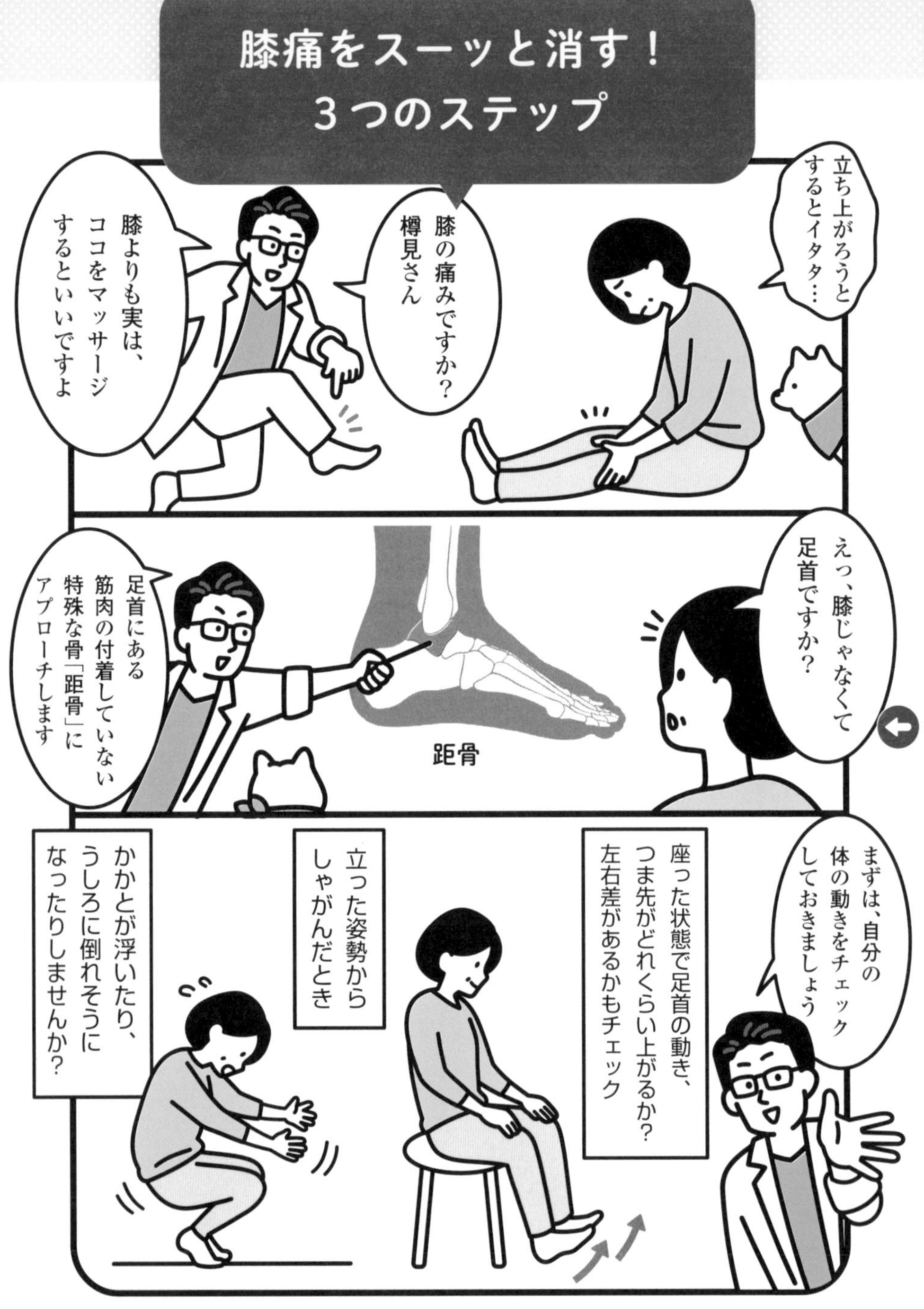
膝痛をスーッと消す！
3つのステップ
立ち上がろうとするとイタタ…
膝の痛みですか？樽見さん
膝よりも実は、ココをマッサージするといいですよ
えっ、膝じゃなくて足首ですか？
足首にある筋肉の付着していない特殊な骨「距骨」にアプローチします
距骨
まずは、自分の体の動きをチェックしておきましょう
座った状態で足首の動き、つま先がどれくらい上がるか？左右差があるかもチェック
立った姿勢からしゃがんだとき
かかとが浮いたり、うしろに倒れそうになったりしませんか？

膝の痛み

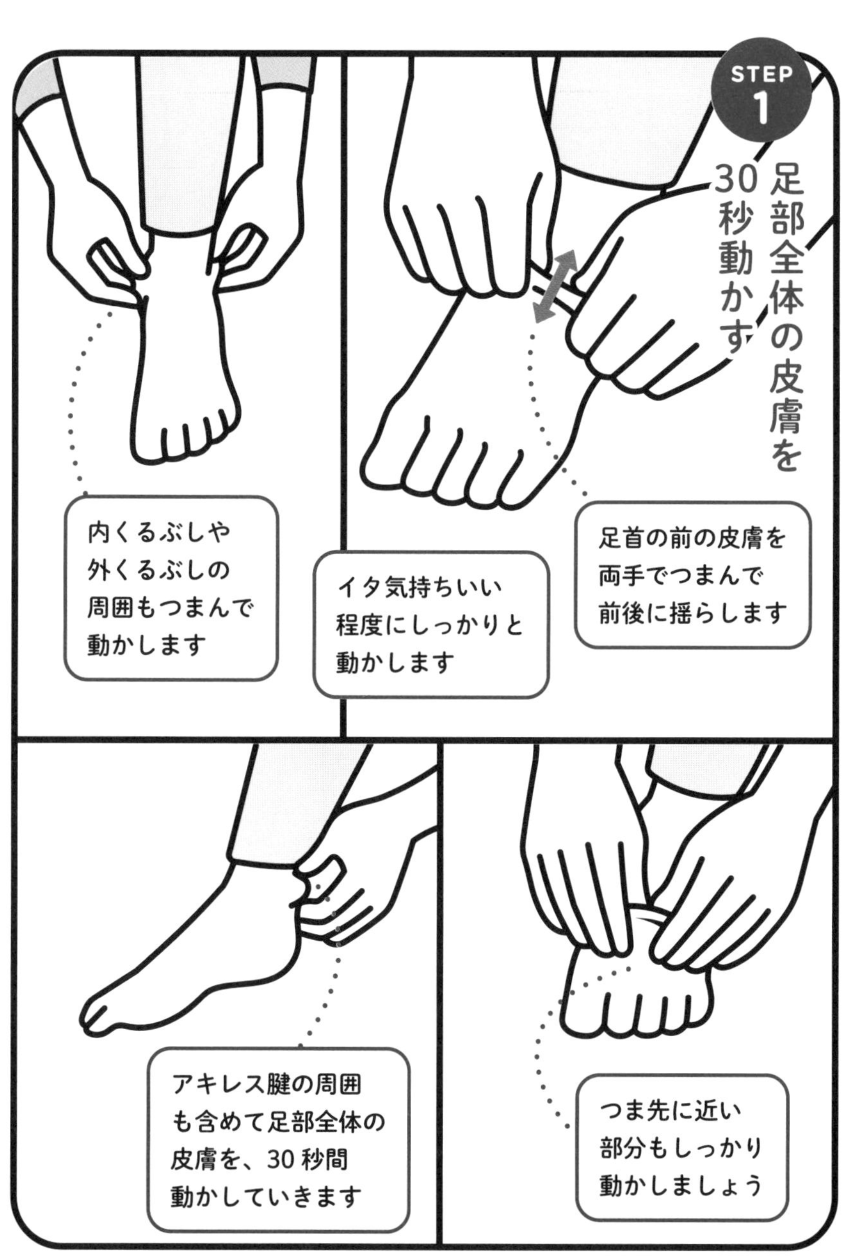
STEP 1
足部全体の皮膚を30秒動かす
内くるぶしや外くるぶしの周囲もつまんで動かします
イタ気持ちいい程度にしっかりと動かします
足首の前の皮膚を両手でつまんで前後に揺らします
アキレス腱の周囲も含めて足部全体の皮膚を、30 秒間動かしていきます
つま先に近い部分もしっかり動かしましょう

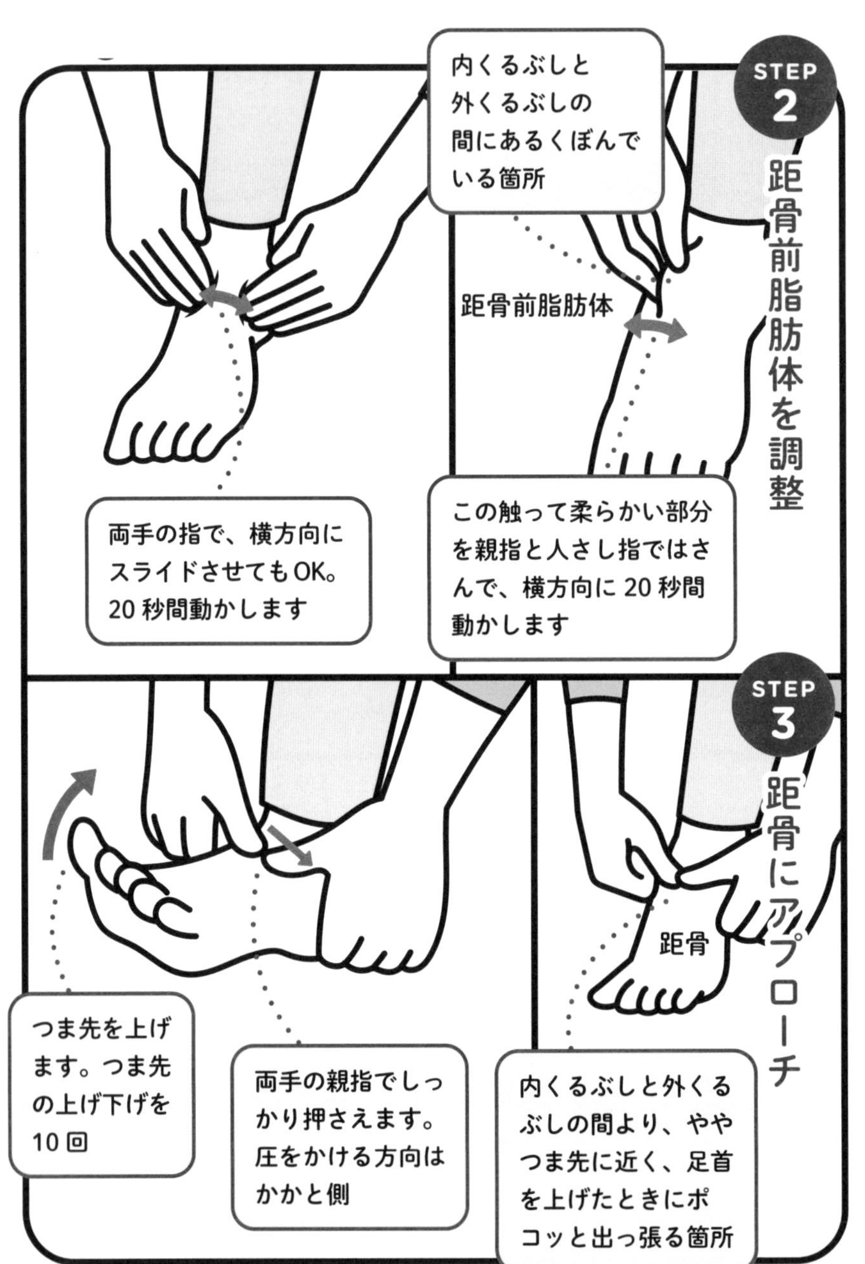
STEP 2
距骨前脂肪体を調整
内くるぶしと
外くるぶしの
間にあるくぼんで
いる箇所
距骨前脂肪体
両手の指で、横方向に
スライドさせてもOK。
20秒間動かします
この触って柔らかい部分
を親指と人さし指ではさ
んで、横方向に20秒間
動かします
STEP 3
距骨にアプローチ
距骨
つま先を上げ
ます。つま先
の上げ下げを
10回
両手の親指でしっ
かり押さえます。
圧をかける方向は
かかと側
内くるぶしと外くる
ぶしの間より、やや
つま先に近く、足首
を上げたときにポ
コッと出っ張る箇所

膝の痛み

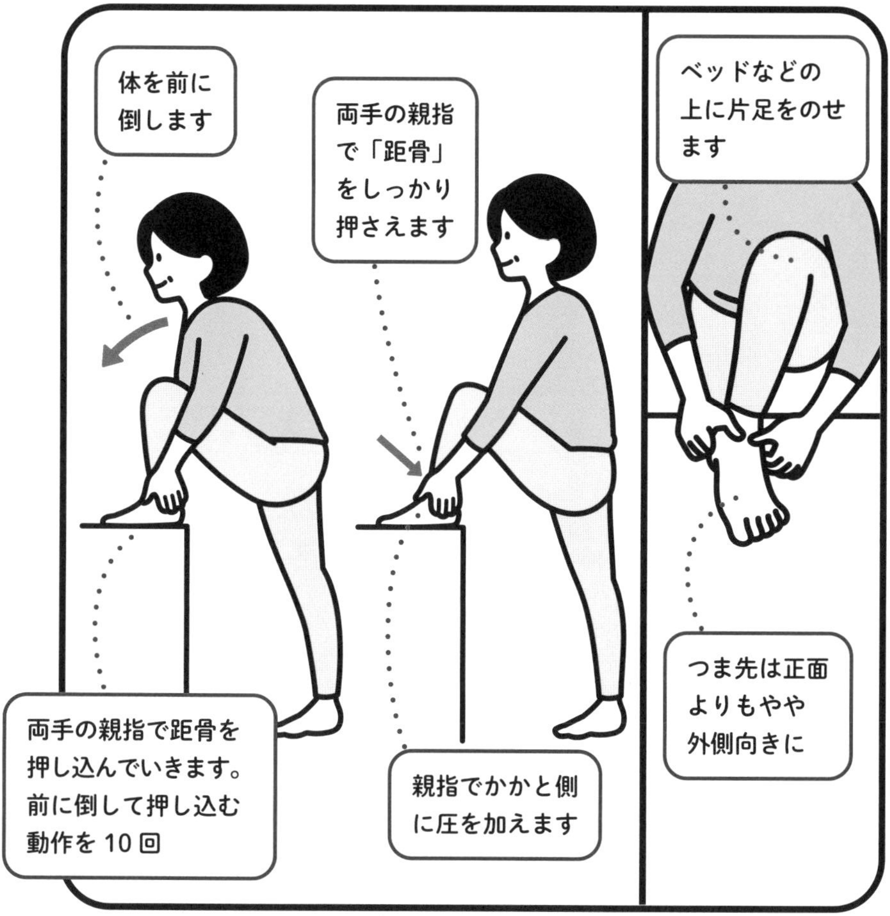

体を前に
倒します

両手の親指
で「距骨」
をしっかり
押さえます

ベッドなどの
上に片足をのせ
ます

両手の親指で距骨を
押し込んでいきます。
前に倒して押し込む
動作を 10 回

親指でかかと側
に圧を加えます

つま先は正面
よりもやや
外側向きに

ワンポイント

セルフケアをしたあとは、立ったりしゃがんだりがやりやすくなっていませんか？
このケアは足首が硬い人にも効果があります。
皮膚をつまんで動かすときの力加減はイタ気持ちいい力加減で行ってくださいね。

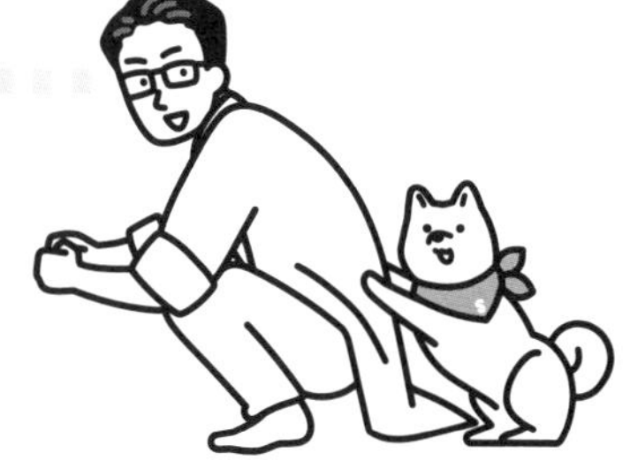

バネ指

指をもむより腕と手をもんで、老廃物をスッキリ流そう

残念マッサージ

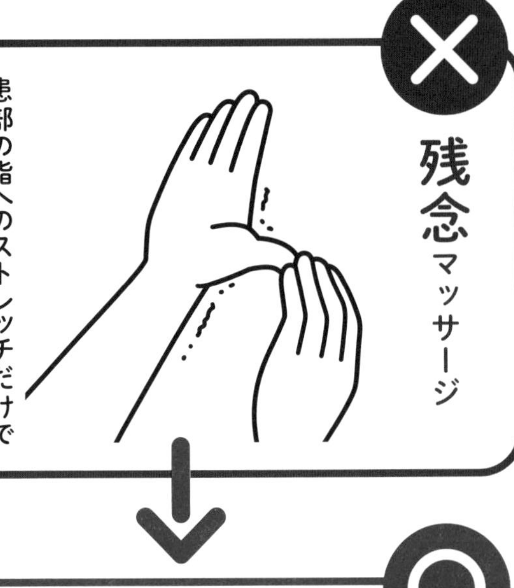

患部の指へのストレッチだけでは、根本的な解決にはなりません。患部以外の指や腕に溜まった老廃物も流します。

効果抜群マッサージ

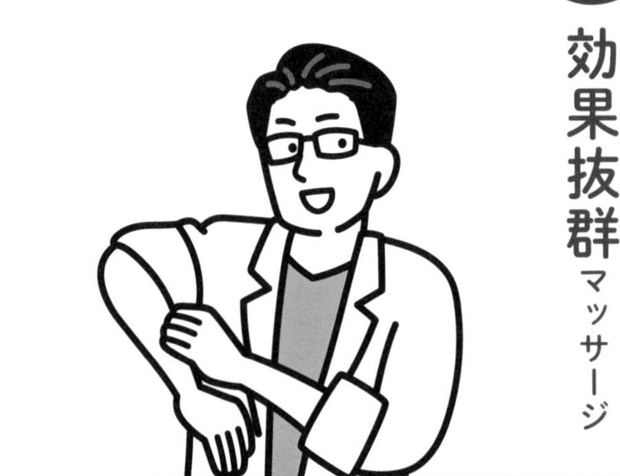

皮膚と筋肉が癒着して、硬くなっているのを改善するために腕からマッサージ

原因

バネ指とは指が伸びにくく、伸び切るときに、バチッといきなり伸びる症状をいいます。腱や腱鞘（けんしょう）が分厚くなり、腱が腱鞘を滑らかに通れなくなると指を伸ばすときに腱が腱鞘に引っ掛かり、バネ指になるのです。**腱や腱鞘が分厚くなるのは指や腕の使いすぎで老廃物が溜まるのが原因です。**

対処法

バネ指の根本的な原因にアプローチします。**指や腕の筋肉をゆるめて、循環をよくして、溜まった老廃物を流せば、バネ指は改善します。**また、バネ指は再発しやすいので予防する日常のケアも説明します。

腕と手、腱と腱鞘をほぐす 痛みがあれば腕だけケア

前腕、ひじから手首まで皮膚をつまんで動かします。皮膚の下には筋肉がありますが、**バネ指の人は皮膚と筋肉が癒着して、皮膚が硬くなっているケースが多いのです。**

次に腕の筋肉をゆるめ、親指の付け根にある母指球筋、指の付け根にある小指球筋をゆるめます。最後に腱と腱鞘に直接アプローチします。手の部分に炎症や痛みが出る人は、腕のケアだけにしてください。

このケアは予防にもなるので症状がよくなっても続けてください。また、お風呂にゆっくり浸かりましょう。硬くなった筋肉を簡単に早くゆるめることができるからです。姿勢にも気をつけてください。巻き肩、ねこ背など、姿勢が悪いと腕への血液循環が悪くなり、症状が再発しやすくなります。

 詳しい図解は次ページ

バネ指を自分で治す！ 3ステップの炎症ほぐし

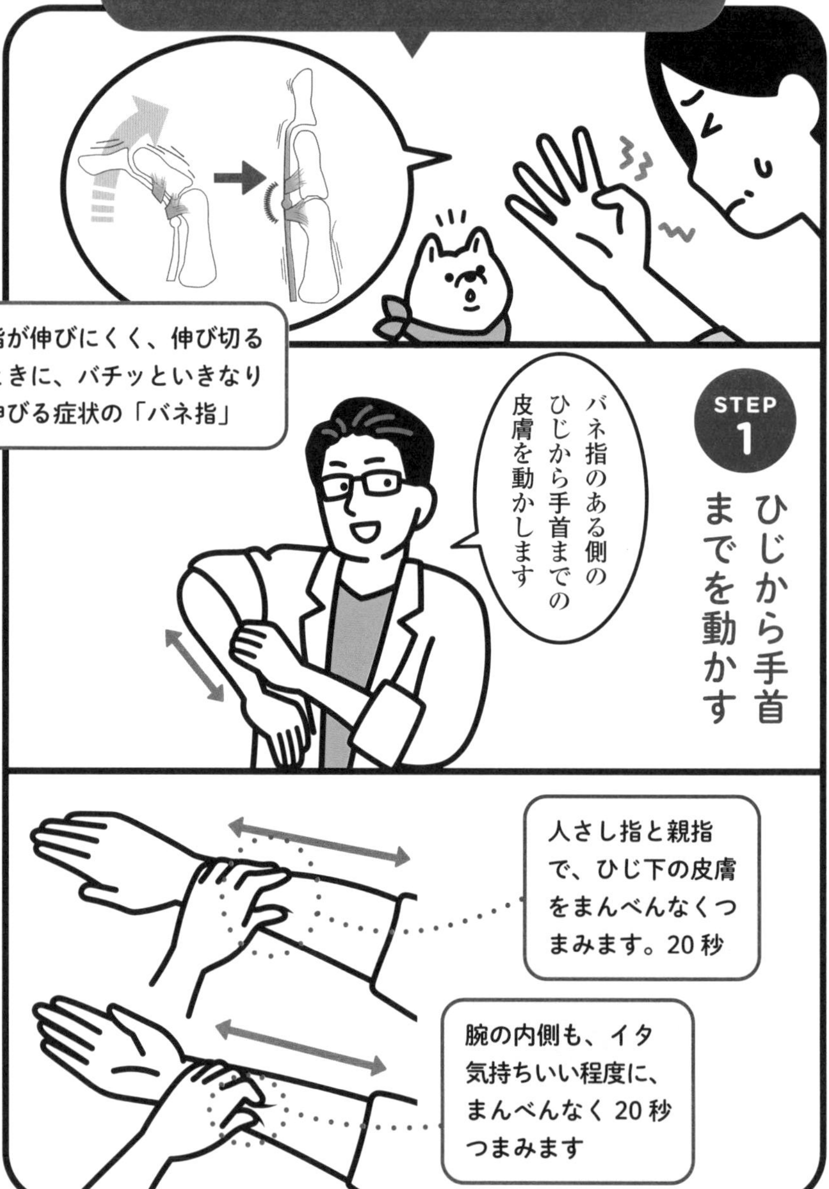

指が伸びにくく、伸び切るときに、バチッといきなり伸びる症状の「バネ指」

STEP 1 ひじから手首までを動かす

バネ指のある側のひじから手首までの皮膚を動かします

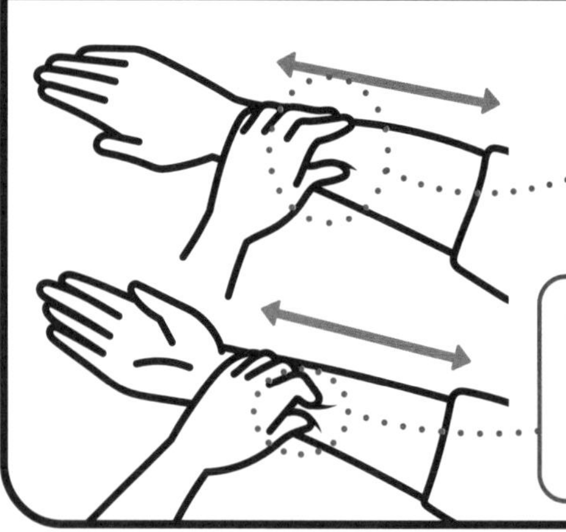

人さし指と親指で、ひじ下の皮膚をまんべんなくつまみます。20 秒
腕の内側も、イタ気持ちいい程度に、まんべんなく 20 秒つまみます

バネ指

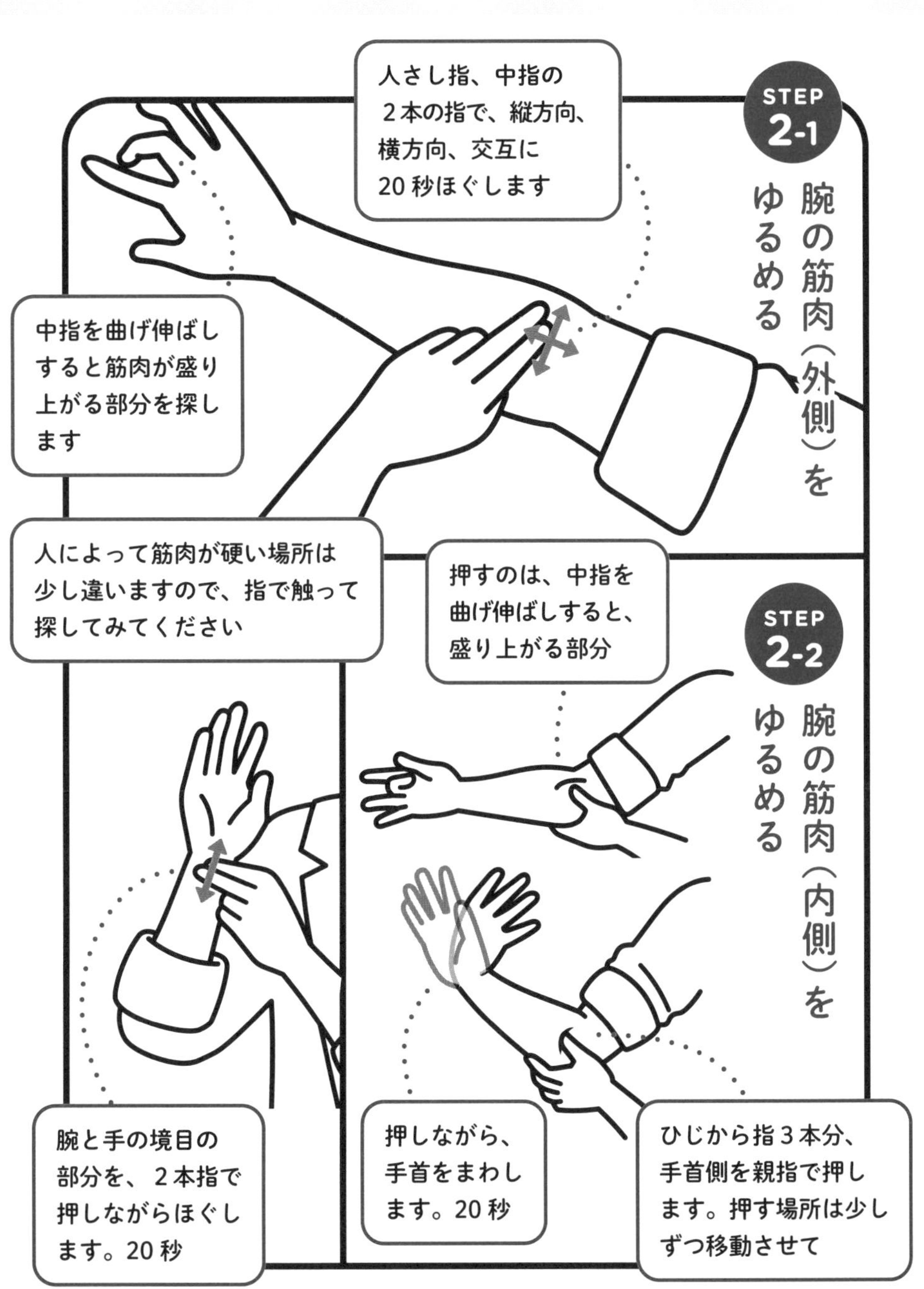
STEP 2-1
腕の筋肉（外側）をゆるめる
人さし指、中指の
２本の指で、縦方向、
横方向、交互に
20 秒ほぐします
中指を曲げ伸ばしすると筋肉が盛り上がる部分を探します
人によって筋肉が硬い場所は少し違いますので、指で触って探してみてください
腕と手の境目の部分を、２本指で押しながらほぐします。20 秒
STEP 2-2
腕の筋肉（内側）をゆるめる
押すのは、中指を曲げ伸ばしすると、盛り上がる部分
押しながら、手首をまわします。20 秒
ひじから指３本分、手首側を親指で押します。押す場所は少しずつ移動させて

STEP 3

手にアプローチ

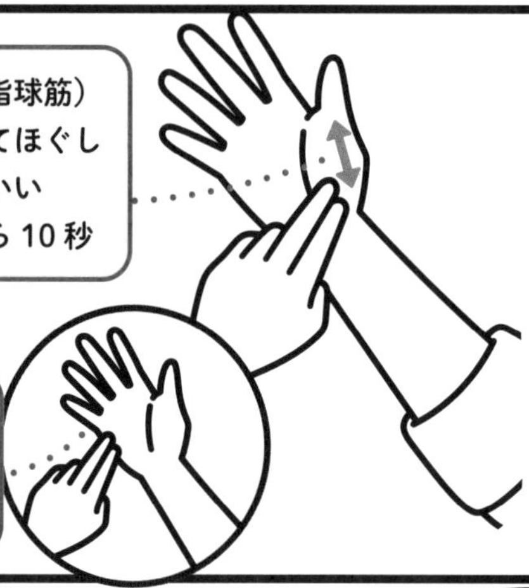

親指の付け根（母指球筋）を２本の指で押してほぐします。イタ気持ちいいところを探しながら10秒

小指の付け根（小指球筋）も10秒、ほぐします

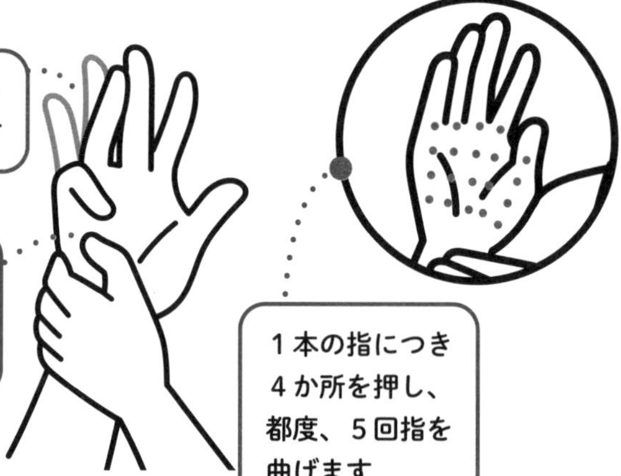

親指で押しながら指を５回曲げます

バネ指のある手のひらを親指で押します

１本の指につき４か所を押し、都度、５回指を曲げます

ワンポイント

腕と手の境目は、屈筋支帯（くっきんしたい）という、腱を抑えるベルトのようなものや細かい骨が集まっている手根骨があり、非常に血液の循環が滞りやすい場所です。しっかりほぐしてください。

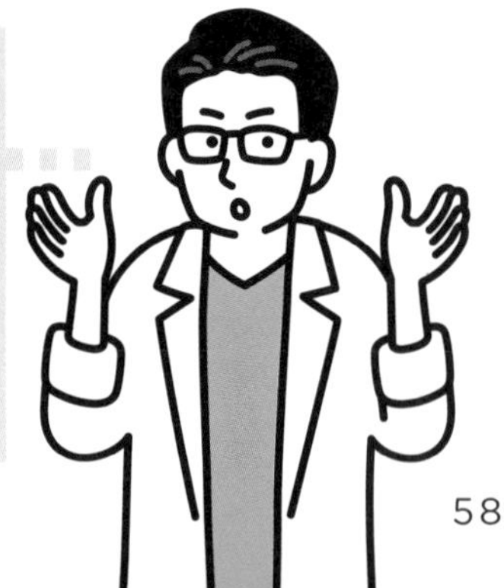

PART 2 からだの不調編

頭痛、
眼精疲労、
丸まった背中を
スーッと治す！

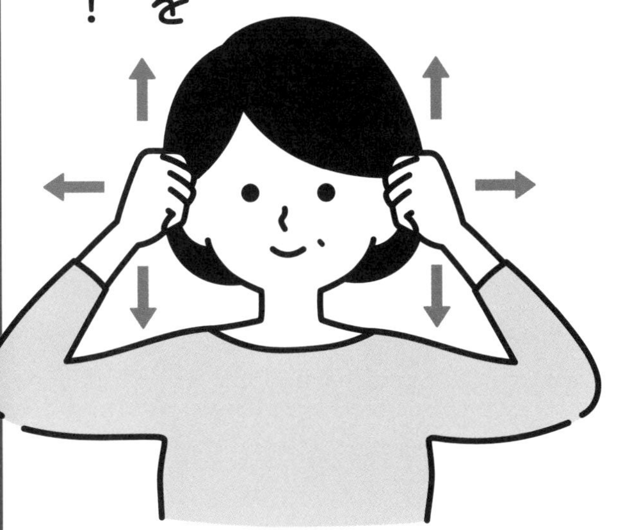

セルフケアと合わせて、必ず姿勢の改善も行って

体の不調は、ほとんどが姿勢の悪さが原因といってもいいでしょう。頭痛や眼精疲労の原因が、ねこ背や巻き肩といった姿勢の悪さに関係しているケースは珍しくありません。そこで日常的によい姿勢をとるように心がけましょう。

よい姿勢とは首、肩、骨盤が一直線になる姿勢です。ところが、体の不調を訴える人は、お腹が胸より前に出ていたり（逆にお腹より胸が出ていたり）、骨盤が左右や前後に傾いていたりする姿勢をとっている人が多いのです。特に骨盤は、ほとんどの人が傾いているといっていいでしょう。

姿勢改善の方法は、74ページから説明しますので、参考にしてみてください。

正しい姿勢がとれたら、その姿勢が習慣化するようにしましょう。

悪い姿勢に慣れているとよい姿勢をとったときに「なんだか変……」という違和感があるかもしれません。実際に私の整体院に見える方に、正しい姿勢をとってもらうと「気持

ち悪い」と感じる人がかなりいます。

しかし、この違和感はよい姿勢をとり続けていると解消していきます。家では外出前に玄関の鏡の前で、街歩きではショーウィンドウに映った自分の姿を見て、姿勢を意識的にチェックすると、悪い姿勢が修正され、いい姿勢が当たり前になっていくでしょう。

自分の姿勢に敏感な人は、姿勢が崩れにくいものです。

体力や体調が維持できたら十分！

ケアは**1日3回が基本**です。例えば、頭痛や眼精疲労などの症状が解消しても、予防のためにケアは続けてください。ストレートネックや肩こり、腰痛、眼精疲労なども、ほとんどは生活習慣が原因です。ですから、ケアをしないというのはよくありません。回数は減らしても予防のために続けてください。

ケアを続け、症状が出ない状態を維持するのが目標と思いましょう。中高年の方が年々、体力も体調も衰えていくのは仕方のないことです。でも、自分の体のメンテナンスに努めていたら、現状は維持できます。いつまでも若々しく健康な状態を保つために、ぜひ、自分の体は自分で治す「ひとり整体」を実践してみてください。

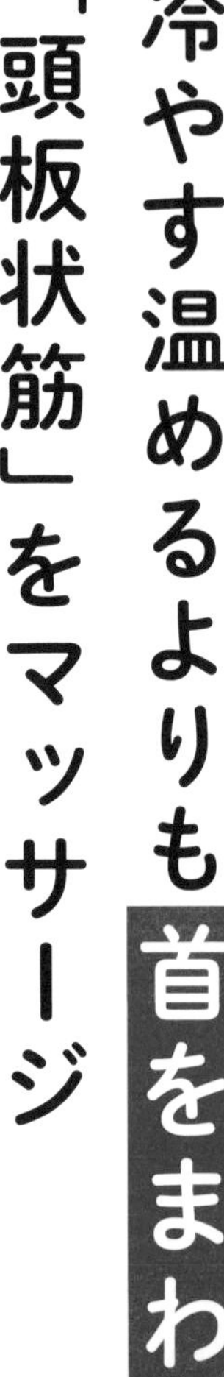

冷やす温めるよりも首をまわせ！「頭板状筋」をマッサージ

残念マッサージ

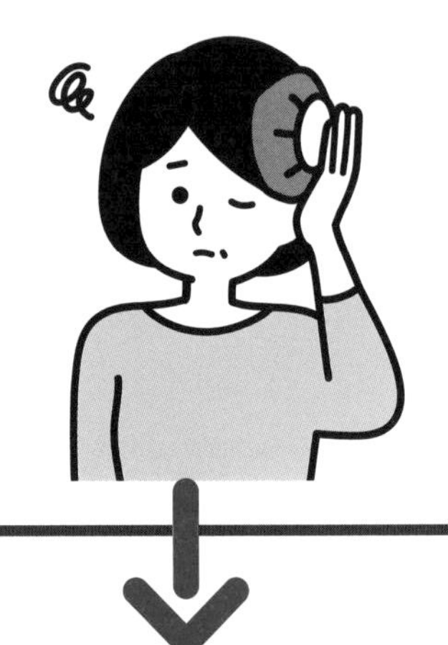

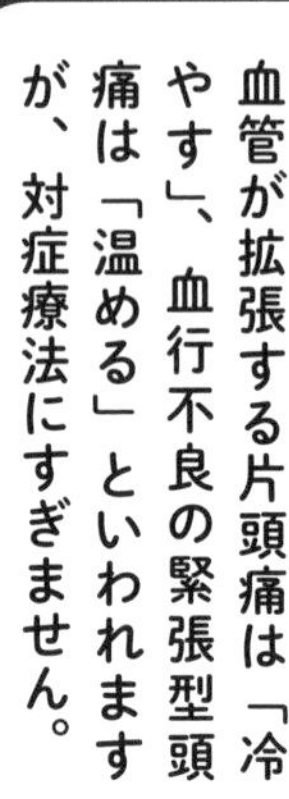

血管が拡張する片頭痛は「冷やす」、血行不良の緊張型頭痛は「温める」といわれますが、対症療法にすぎません。

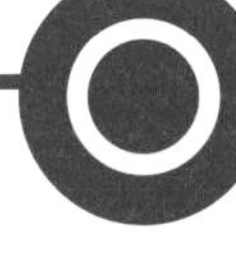

効果抜群マッサージ

頭を持ち上げるときに働く「頭板状筋」を押さえてほぐそう

原因

頭痛には3タイプあります。血管拡張やストレス、血圧やホルモンの分泌の影響で起こる「片頭痛」、筋肉の緊張が主な原因で起こる「緊張性」の頭痛。さらには「混合型」です。**緊張性と片頭痛は、首のうしろの「頭板状筋」の働きが悪くなると交感神経の働きが過剰になったり、血管神経が圧迫されたりして発症する**とされています。

対処法

ここでは、「緊張性」頭痛と「混合型」頭痛への対処法をお伝えします。**アプローチするのは頭を持ち上げるときに働く頭板状筋**です。この筋肉をほぐしていきます。

押してほぐすケアと頭をまわすケアの2種類

ねこ背や巻き肩などで、姿勢が悪くなると「頭板状筋」に大きな負担がかかり、硬くなってしまいます。筋肉をゆるめる2つの方法を紹介します。

1つは首のうしろにある「頭板状筋」を左右同時にほぐします。縦に走っている筋肉なので横方向に筋肉の線維を裂くようなイメージで行ってください。

2つ目は「頭板状筋」を片手で押さえて頭をまわします。頭をまわすことで筋肉の収縮と弛緩が交互に起こり、筋肉がゆるみやすくなっていきます。自分でやりやすい方法を選んでケアしましょう。このセルフケアを続けることで頭痛は改善されますが、常に日頃からの姿勢に気をつけ、筋肉がこらないように心がけることも大切です。

詳しい図解は次ページ

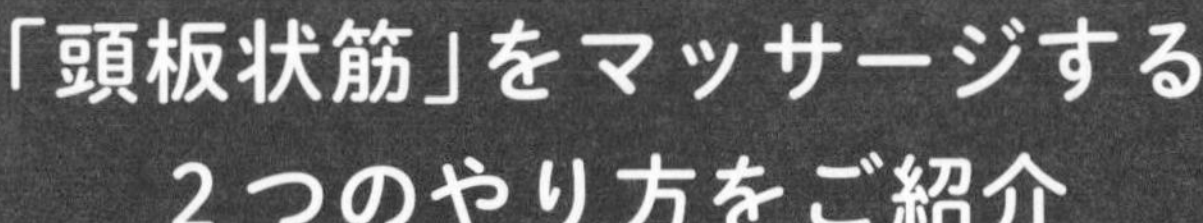

頭板状筋をゆるめる前に――
顔を上に向けて首の詰まり感や左右の違いをチェックしましょう
イタタ…
右の首が痛いかな

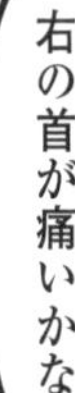

その1 左右同時に行う方法

乳様突起

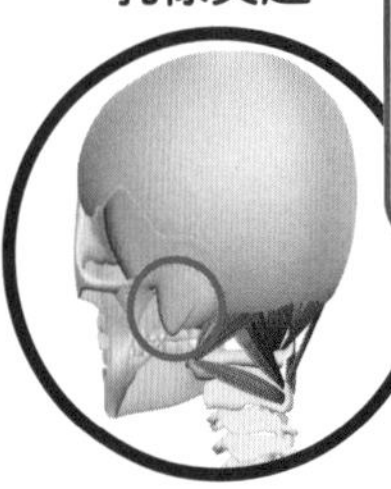

耳のうしろにある骨の出っ張り（乳様突起）から指2本分内側にある「頭板状筋」を2本の指で押さえます

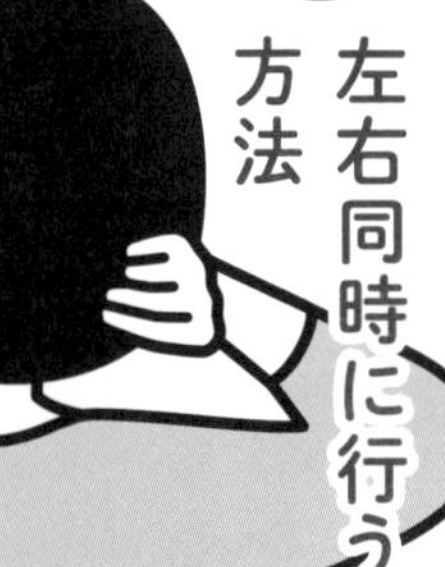

頭板状筋

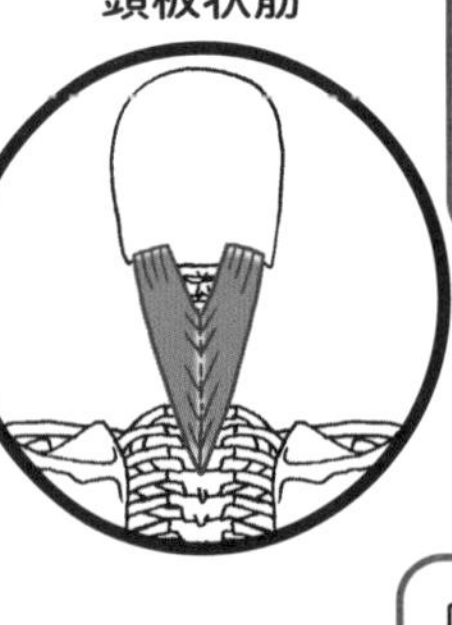

少し上を向いて行うとよりゆるみやすくなります

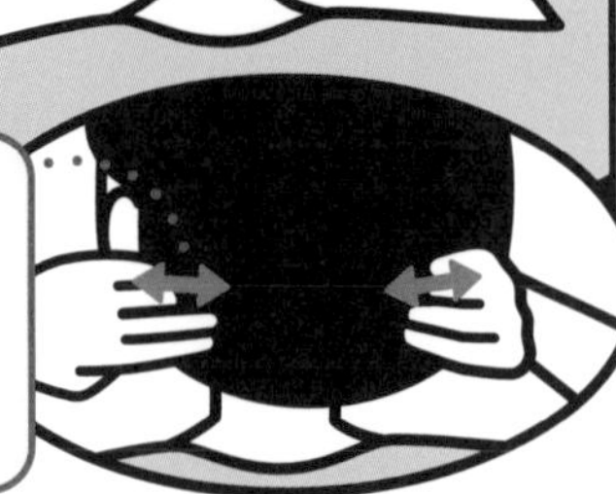

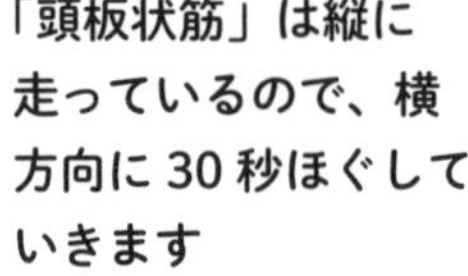

「頭板状筋」は縦に走っているので、横方向に30秒ほぐしていきます

頭痛

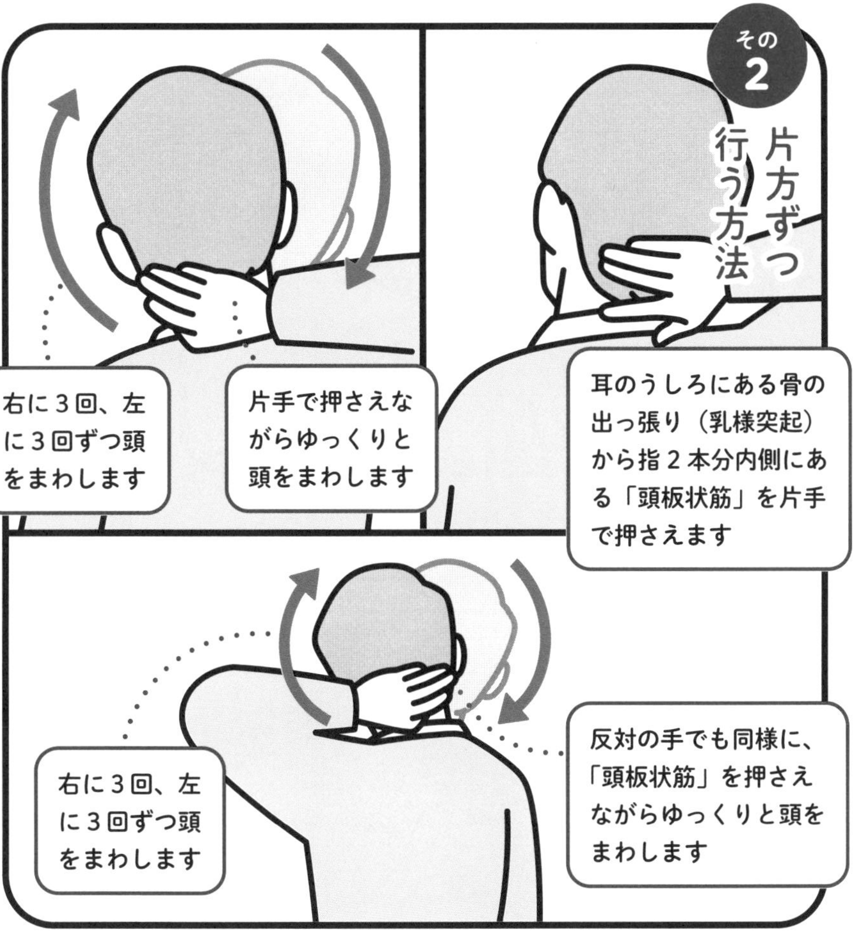

その2

片方ずつ行う方法

右に3回、左に3回ずつ頭をまわします

片手で押さえながらゆっくりと頭をまわします

耳のうしろにある骨の出っ張り（乳様突起）から指2本分内側にある「頭板状筋」を片手で押さえます

右に3回、左に3回ずつ頭をまわします

反対の手でも同様に、「頭板状筋」を押さえながらゆっくりと頭をまわします

ワンポイント

1つ目のケアでは少し上を向くと筋肉がゆるみ、ほぐしやすいです。2つ目ではゆっくり頭をまわすのがポイントです。セルフケアが終わったら頭を上に向けてみて、首の詰まり感をチェックしてみてください。

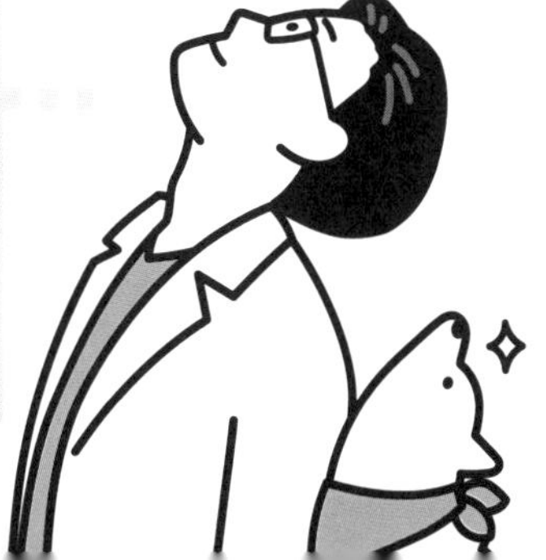

天気痛 No.9

雨の日は頭がズキズキを解消！ くるくる耳マッサージ

✕ 残念マッサージ

頭を冷やしたり、温めるのは気持ちいいけれども、頭のズキズキをおさめる根本的な解決にはなりません

〇 効果抜群マッサージ

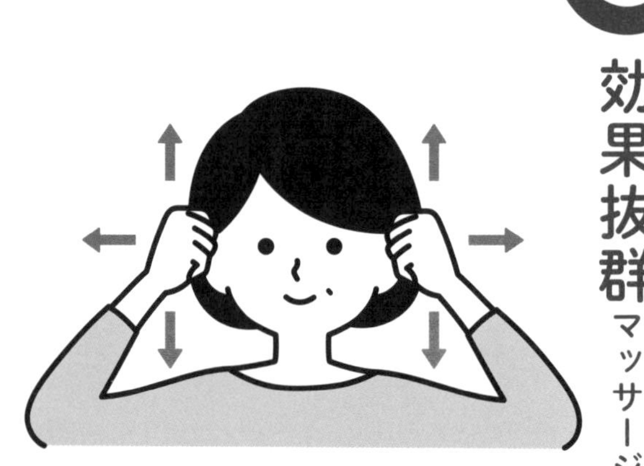

30秒のくるくる耳マッサージで、自律神経を整えるのが効果的！

原因

気圧は天気の移り変わりとともに変動しています。その変化を感じるセンサーの「内耳」（耳の奥）が、急激な気圧の低下や上昇を感じると、**「自律神経」のバランスが乱れてしまいがち**です。

対処法

「雨が降ると頭が痛くなる」「体がだるくなる」――いわゆる〝天気痛〟に悩む人は、日本では1000万人以上と推計されています。天気痛が起こる人は、気圧の変化を感じるセンサーの「内耳」（耳の奥にある）が敏感なようです。**内耳の血流をよくして、自律神経を整えて**いきましょう。

30秒でできる！自律神経の整え方

内耳で気圧の低下を感じ取ると、それが脳に伝わり、自律神経にも影響があります。自律神経は、交感神経（体を緊張させる神経）と副交感神経（体をリラックスさせる神経）に分かれています。**交感神経が活発になりすぎると、痛みの神経を刺激し、副交感神経が活発になりすぎると、体のだるさや気分の落ち込み**が増します。

次に紹介する「くるくる耳マッサージ」は、内耳の血行をよくして、気圧の変化を感じるセンサーの感受性を下げ、自律神経を整える効果があります。

天気が崩れそうな日、症状が現れそうだなと思ったら、予防のために耳をくるくるまわしてみましょう。30秒でできて超カンタンですよ！

詳しい図解は次ページ

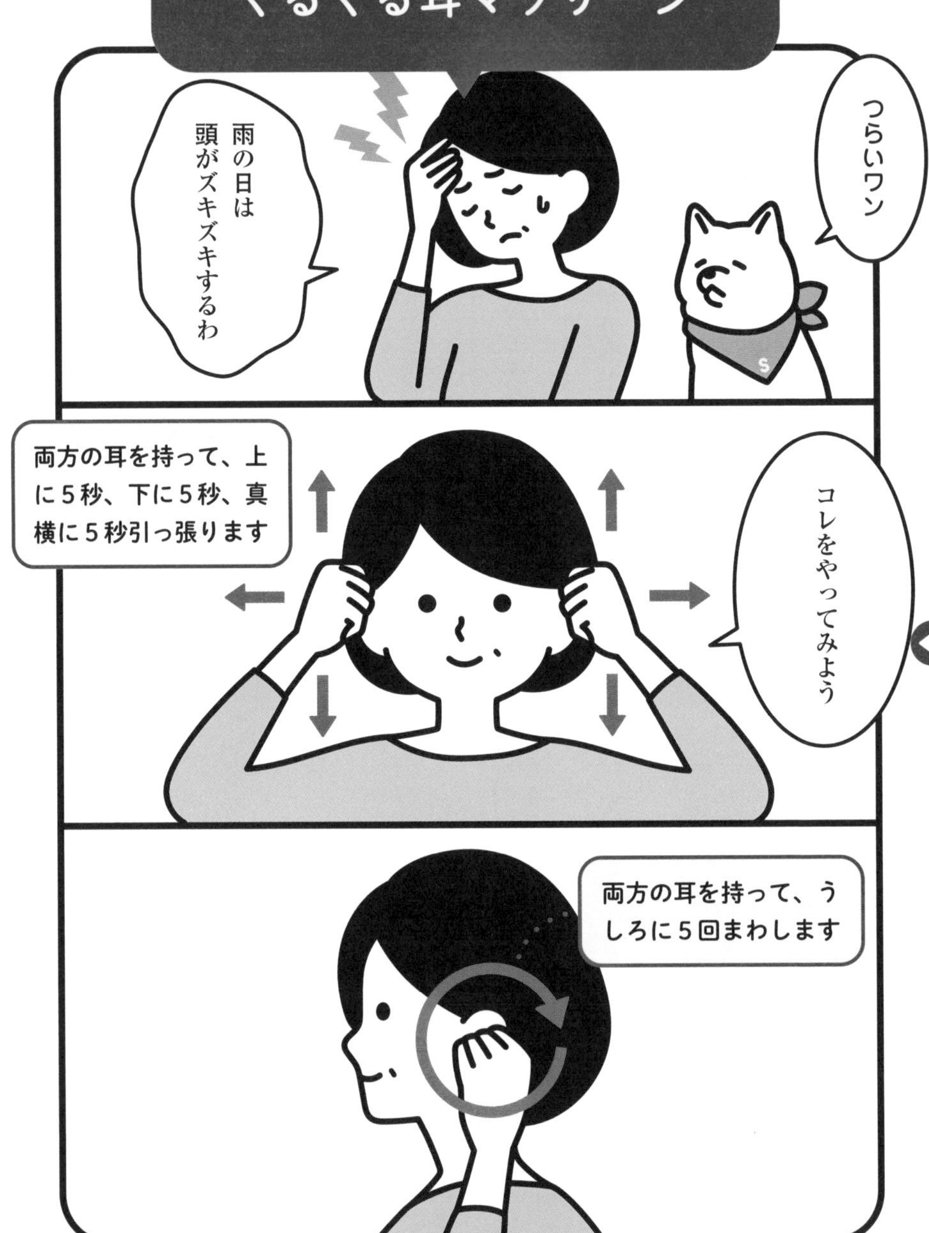
天気痛の頭痛ズキズキを解消！
くるくる耳マッサージ
つらいワン
雨の日は
頭がズキズキするわ
コレをやってみよう
両方の耳を持って、上に5秒、下に5秒、真横に5秒引っ張ります
両方の耳を持って、うしろに5回まわします

天気痛

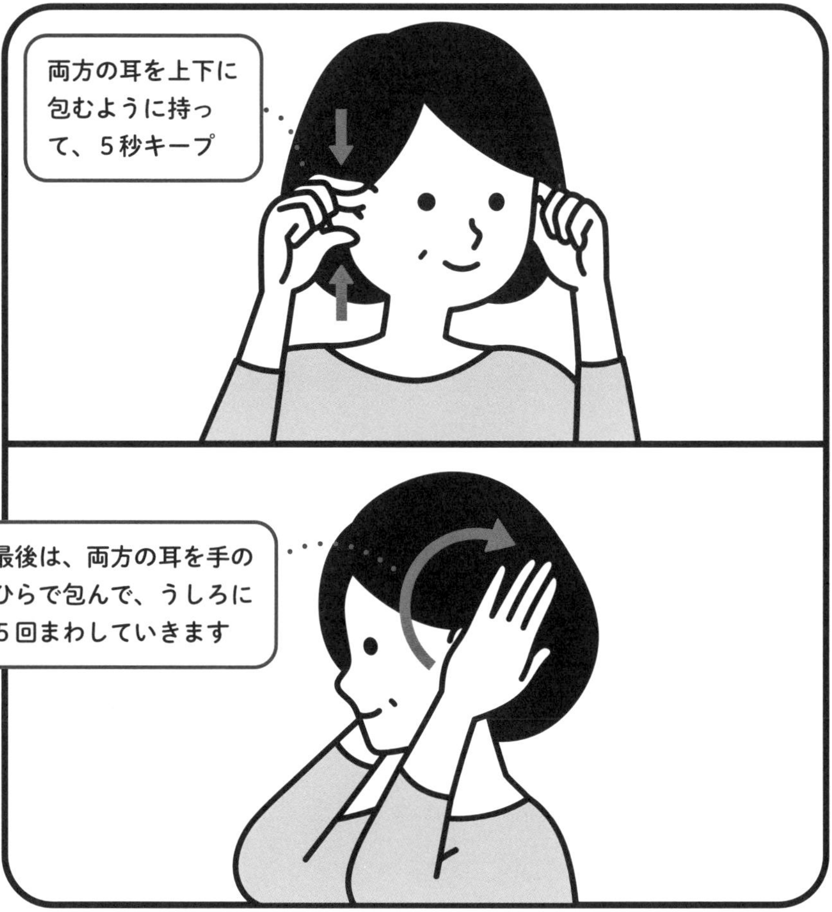

両方の耳を上下に包むように持って、5秒キープ

最後は、両方の耳を手のひらで包んで、うしろに5回まわしていきます

ワンポイント

耳周辺には自律神経に関係するツボがたくさん。さらに、耳の穴に指を入れて、指の腹でいろいろな方向に広げていくといいですよ。1か所につき5秒行います。耳のあたりがポカポカして血行がよくなっている感じがします。

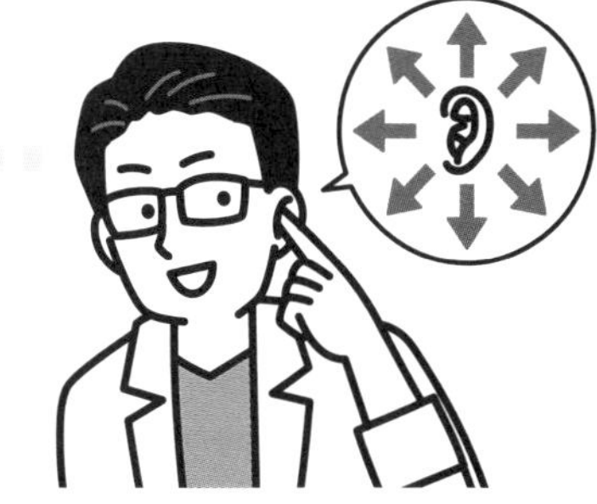

眼精疲労

目をもむよりも首をもめ！「後頭下筋群」をマッサージ

✕
残念マッサージ
目の周囲をもんだり目を温めたりすると、血行がよくなり筋肉がほぐれますが、根本的な解決にはなりません。

○

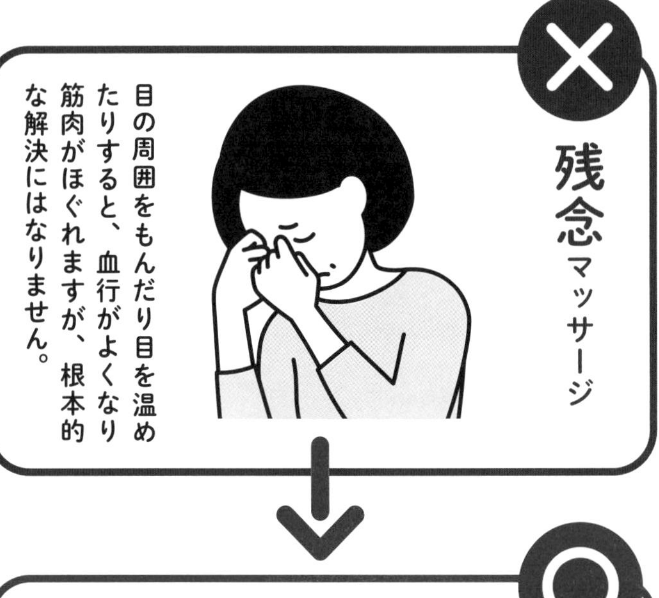

効果抜群マッサージ

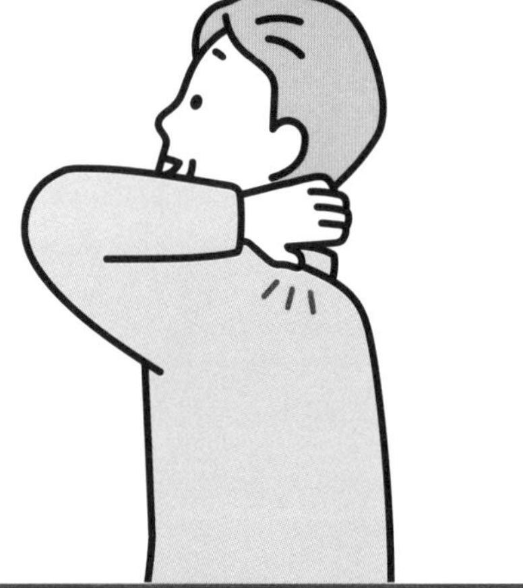

「第2の眼筋」と呼ばれる
後頭下筋群をゆるめてストレッチ！

原因

首の付け根にある後頭下筋群は「第2の眼筋」と呼ばれるほど、目の機能と密接な関係があります。この筋肉が眼球運動、まぶたの動き、ピントを合わせるときに頭と首の動きを微調整し、目をサポートしているからです。この**後頭下筋群が硬くなり、機能しなくなると目に負担**がかかります。

対処法

後頭下筋群が硬くなる大きな原因は姿勢の悪さ、主にスマホです。顔は前に突き出し、ねこ背の姿勢、これが長時間続くと、後頭下筋群が硬くなります。そこで**首周辺の皮膚を動かして後頭下筋群をゆるめます。**

皮膚を動かし、後頭下筋群を柔らかくする3ステップ

ステップ1では首周囲の皮膚を動かします。後頭部、首の付け根、首のうしろ、首の横、首の前の順番で皮膚をつまんで動かしていきます。しっかりほぐさないとステップ2以降の効果が出にくくなります。

ステップ2では後頭下筋群の筋肉をゆるめます。後頭部の頭蓋骨が終わったあたりを人さし指と中指、または親指で中心から外側に向かって円を描くように30秒間マッサージします。目を閉じて、顔を上向きに行うとゆるみやすくなります。

ステップ3は後頭下筋群のストレッチです。後頭部の最も出っ張っているところに両手を当て、あごを引いて下を向き10秒間静止、右に傾け10秒間静止、最後に左に傾け10秒間静止します。

詳しい図解は次ページ

「目がジンジンして疲れた」ときに試したい3ステップ

目がジンジン
疲れたなあ
アレをやってみよう
STEP 1
首周囲の皮膚を30秒動かす
後頭部の出っ張りの周囲をほぐしていきます
少し目線を上げます
後頭部から、首のうしろ側まで、両手で皮膚をつかんで、ほぐしていきます
3本指か硬い人は5本指で皮膚を寄せ集めて動かします。20秒
首の横や前は、指でつまんで動かしても OK
首の横や前側も、しっかり皮膚を動かしましょう。首周囲で 30 秒

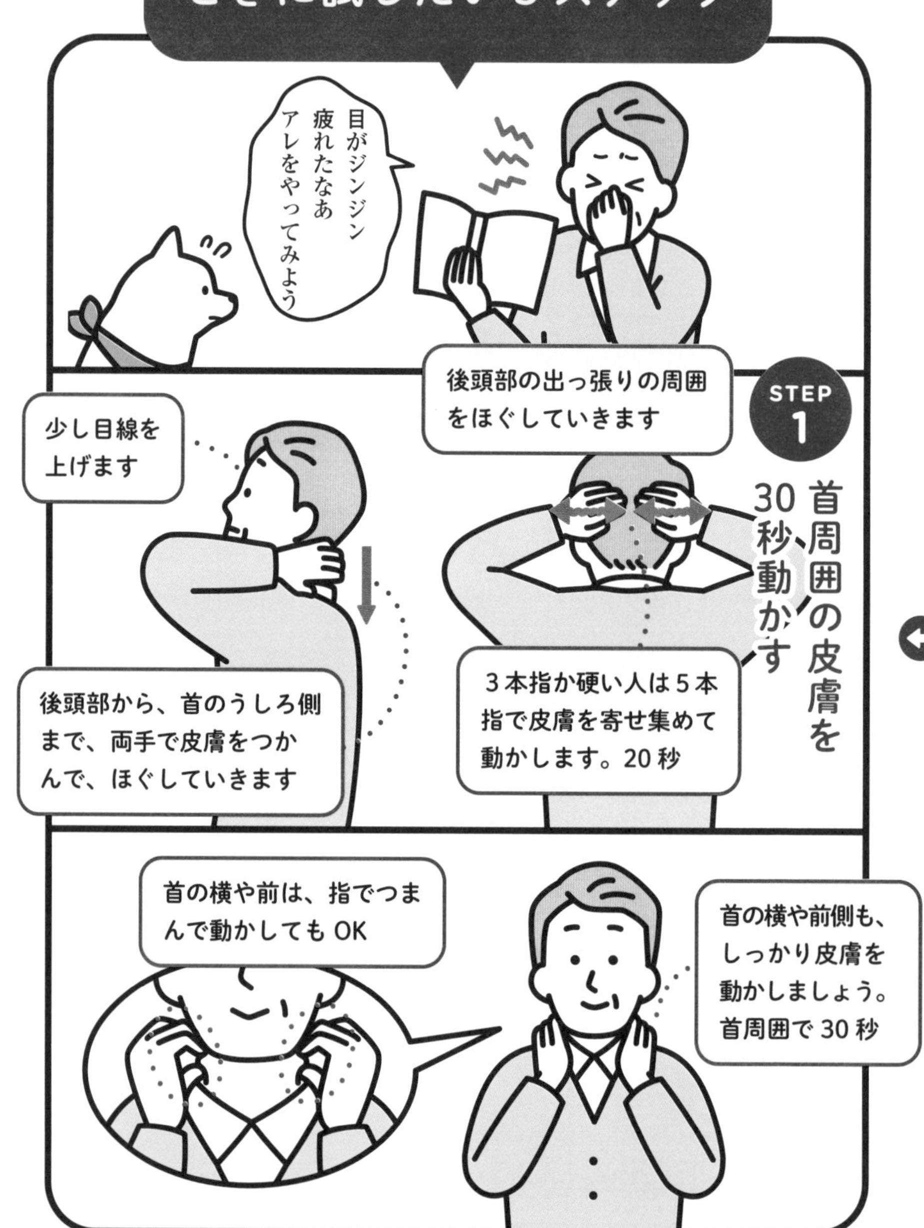

眼精疲労

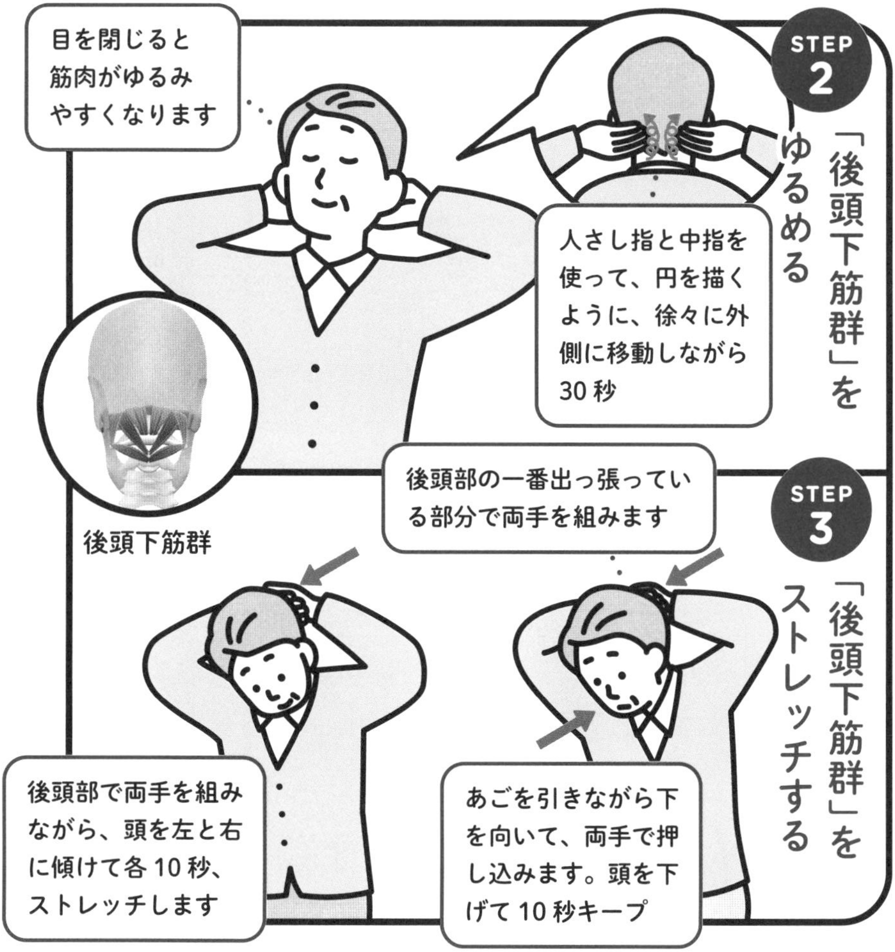

STEP 2 「後頭下筋群」をゆるめる

目を閉じると筋肉がゆるみやすくなります

人さし指と中指を使って、円を描くように、徐々に外側に移動しながら30秒

後頭下筋群

STEP 3 「後頭下筋群」をストレッチする

後頭部の一番出っ張っている部分で両手を組みます

後頭部で両手を組みながら、頭を左と右に傾けて各10秒、ストレッチします

あごを引きながら下を向いて、両手で押し込みます。頭を下げて10秒キープ

ワンポイント

ステップ1で皮膚をつまむと痛みが出るのは皮膚とその下にある筋肉が癒着しているからです。続けていると痛みが軽くなっていきます。すべての動作は息を止めずに自然に呼吸をしながら、行ってください。

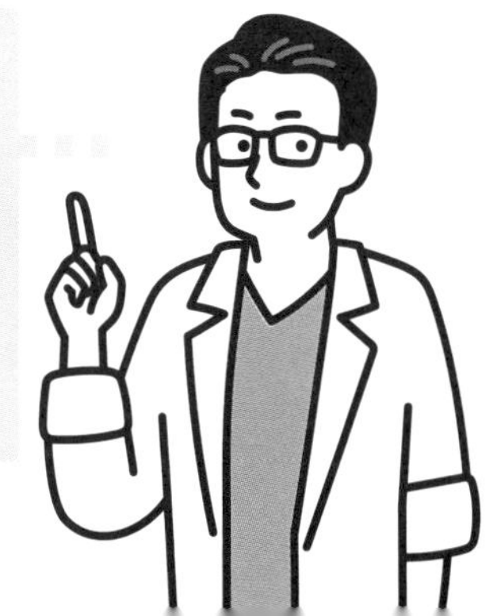

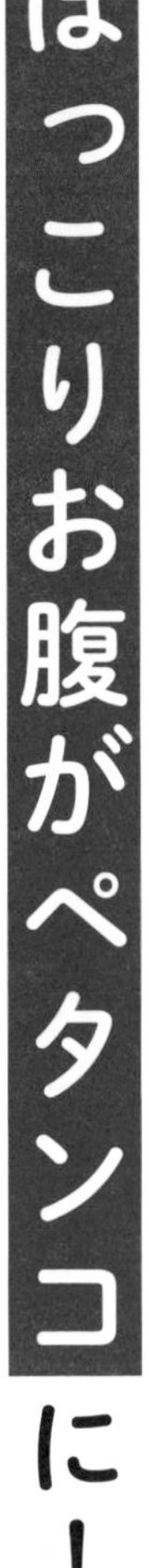

たった30秒、2つの動作で、ぽっこりお腹がペタンコに！

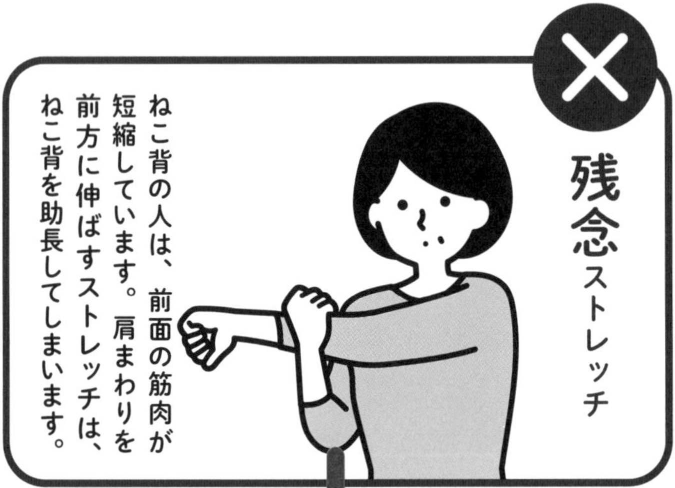

✕ 残念ストレッチ

ねこ背の人は、前面の筋肉が短縮しています。肩まわりを前方に伸ばすストレッチは、ねこ背を助長してしまいます。

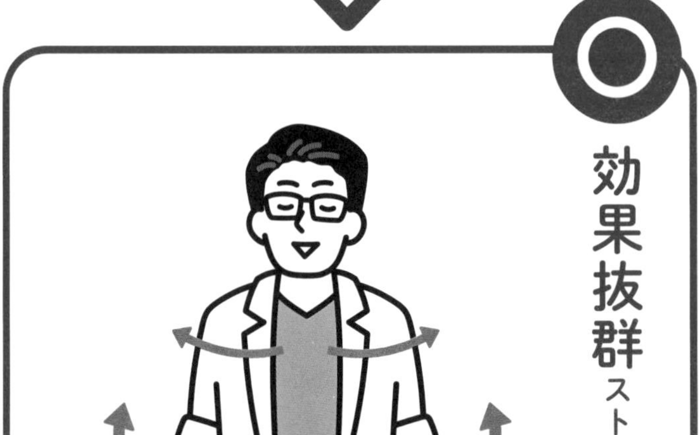

○ 効果抜群ストレッチ

からだの前面の筋肉を伸ばし、
背面の筋肉を働かせよう！

原因

ぽっこりお腹をなんとかしたいと思っている人は多いと思います。その原因の多くは、姿勢の悪さです。あごが前に出て背中が丸まってねこ背になっているのです。**ねこ背で、お尻とお腹の筋肉に力が入っていない状態だと内臓を支えられずに内臓が落ち込み、ぽっこりお腹**ができてしまいます。

対処法

立っているとき、歩いているときを意識して姿勢を改善します。**前に出ているあごの位置、うしろや前に倒れている骨盤の位置を正しい位置に修正し、ねこ背を治すカンタンなストレッチ**を行います。

あごを正しい位置に修正 背伸びで骨盤を中間位に

ぽっこりお腹の人は、肩に対してあごが前に出て、視線が下向きという人が多く、骨盤が前かうしろに倒れています。そこで、**あごの位置を修正しながら、骨盤も正しい位置に戻します。**親指と人さし指であごをはさみ、うしろ上方向に押しながら、骨盤に手を置き、背伸びをします。背伸びの姿勢をすると、骨盤が後傾でも前傾でもない、中間の位置を保つことができます。

背伸びを何回かくり返し、この姿勢を頭にインプットします。日常生活で立つ歩く際には、この姿勢を心がけます。

ねこ背は前の筋肉が縮み、背中の筋肉が伸びた状態です。そこで脇に沿わせて両手を開き前側の筋肉を伸ばし、**ストレッチをすることで、ねこ背を改善**していきます。

詳しい図解は次ページ

たった30秒、2つの動作で、ぽっこりお腹をペタンコに！

おふたりの姿勢を見ていきましょう
おへその上と下に手を置いてみてください
おへその下の手が前に出ている
おへその上の手が前に出ている
私はおへその上のほうの手が出ています
脇腹の状態も確認しましょう
肋骨の下から骨盤の位置関係ですね。骨盤の位置は左右で同じ高さにありますか？
あら、いやだ お腹がぽっこりだわ
姿勢の悪さ
↓
筋肉の収縮不足
↓
内臓の下垂

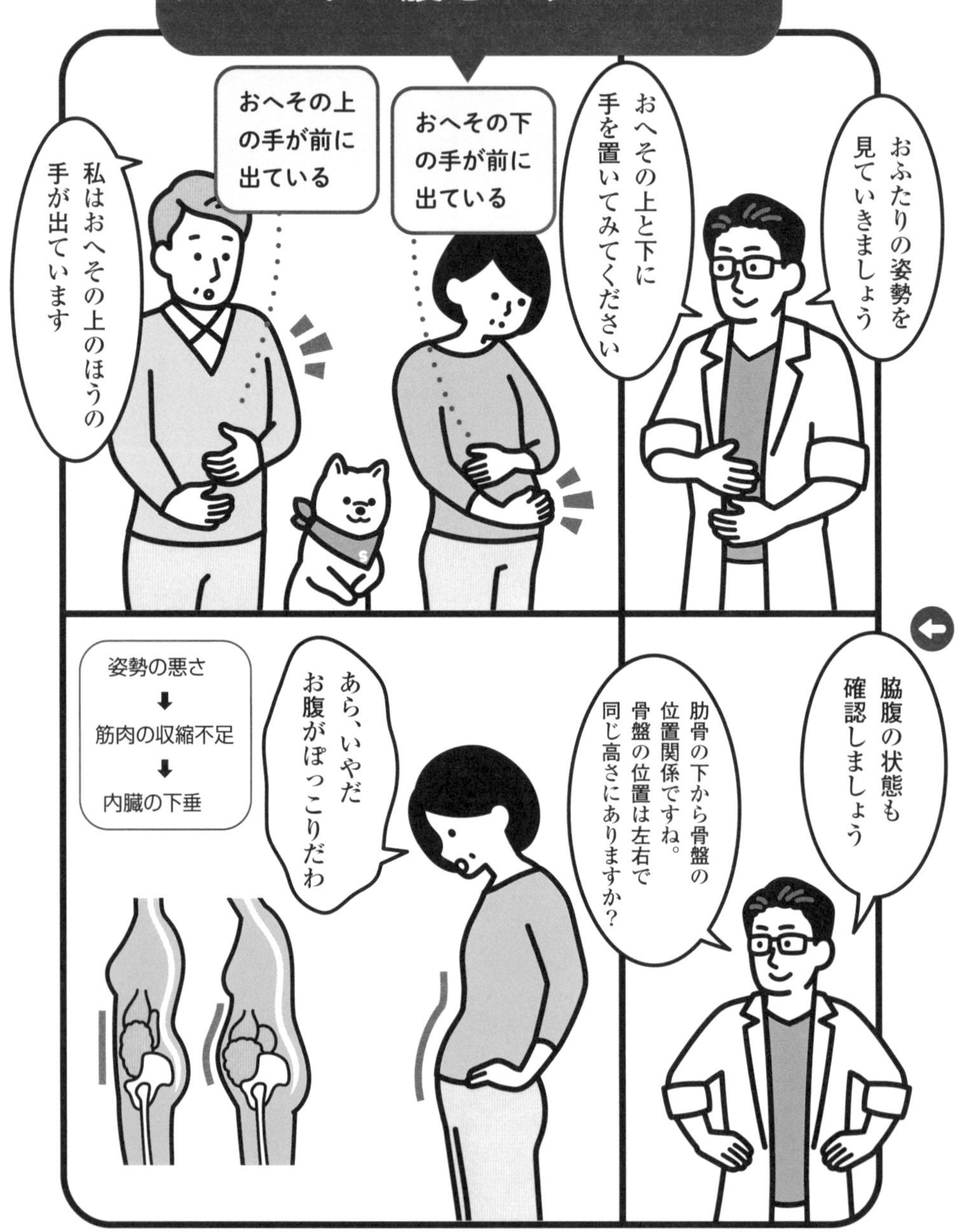

姿勢改善

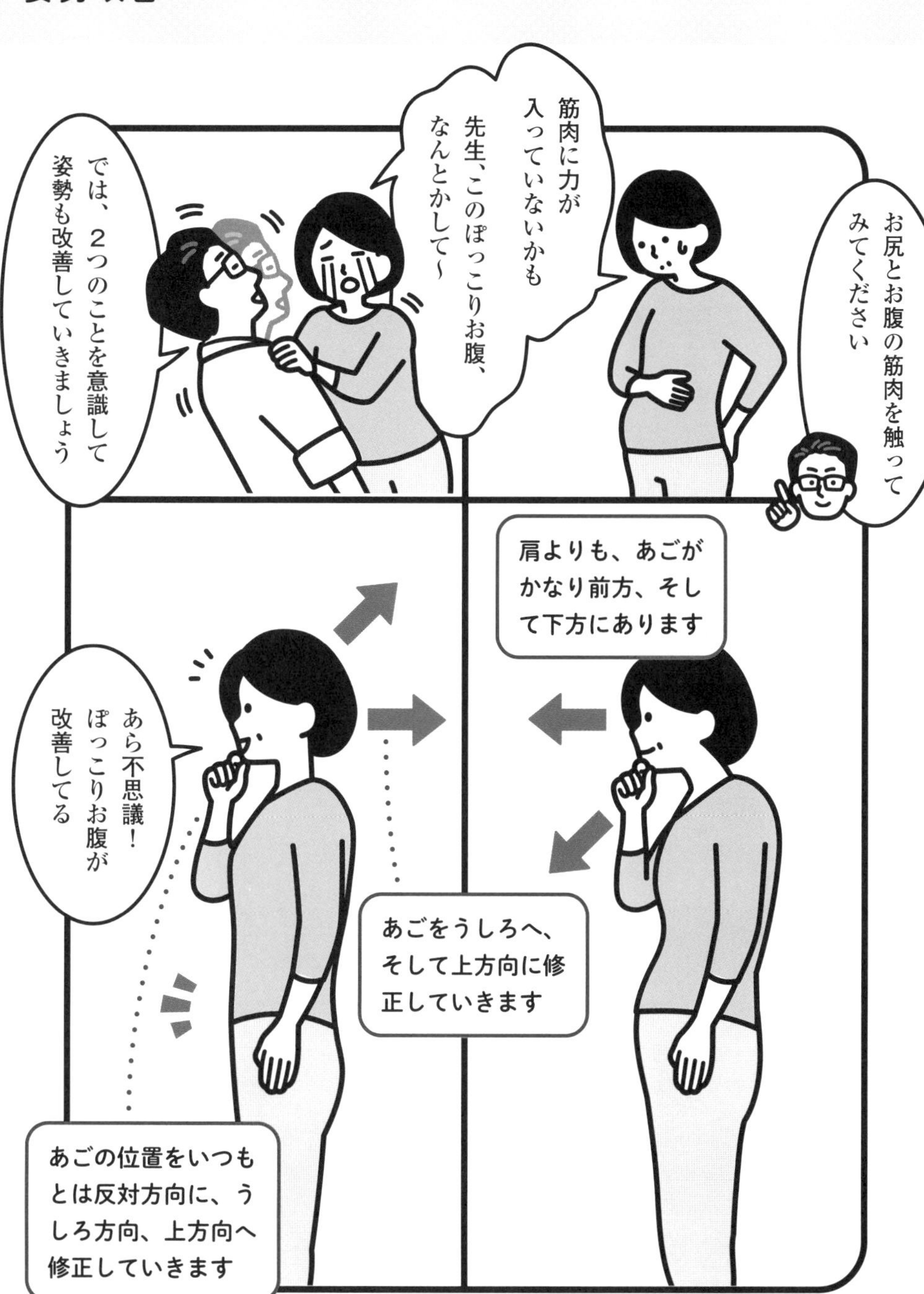
お尻とお腹の筋肉を触ってみてください
筋肉に力が入っていないかも
先生、このぽっこりお腹、なんとかして～
では、2つのことを意識して姿勢も改善していきましょう
肩よりも、あごがかなり前方、そして下方にあります
あごをうしろへ、そして上方向に修正していきます
あら不思議！ぽっこりお腹が改善してる
あごの位置をいつもとは反対方向に、うしろ方向、上方向へ修正していきます

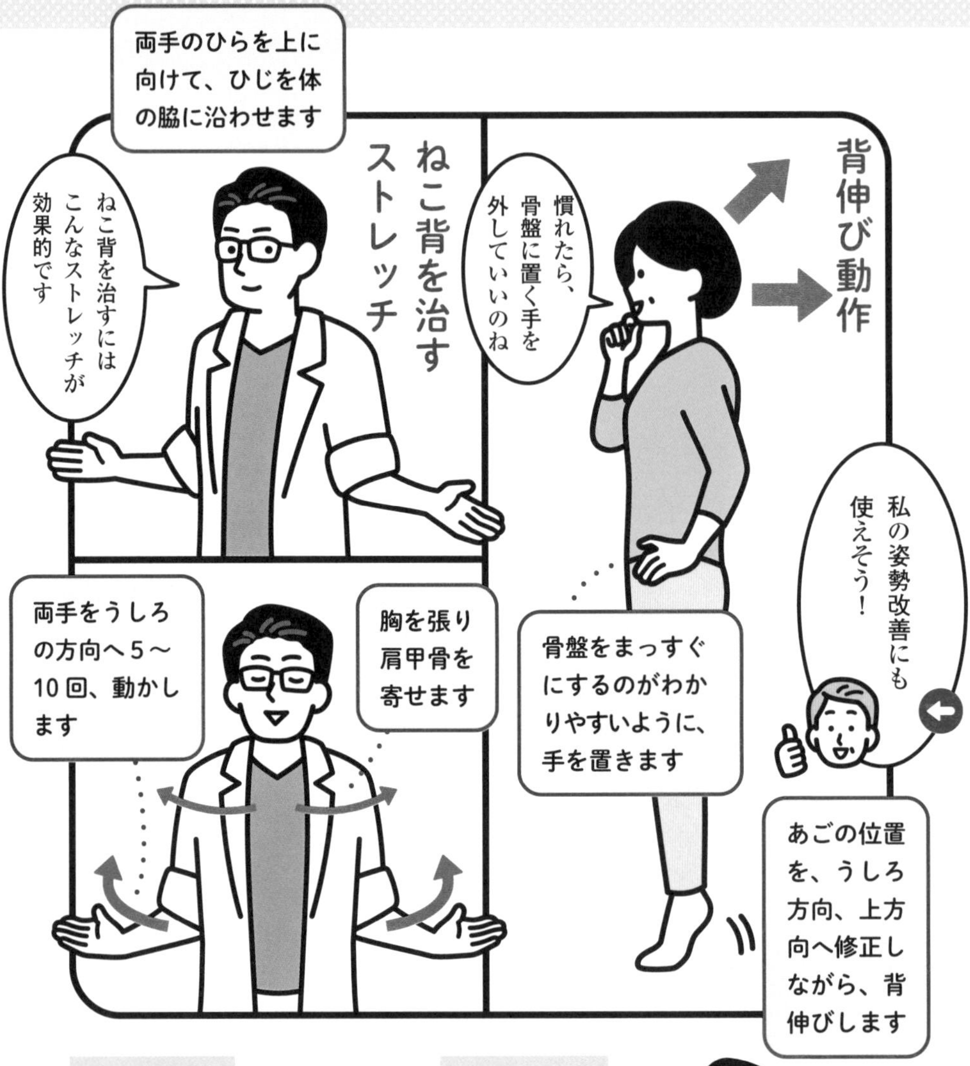

ねこ背を治すストレッチ

両手のひらを上に向けて、ひじを体の脇に沿わせます

ねこ背を治すにはこんなストレッチが効果的です

両手をうしろの方向へ5～10回、動かします

胸を張り肩甲骨を寄せます

背伸び動作

慣れたら、骨盤に置く手を外していいのね

骨盤をまっすぐにするのがわかりやすいように、手を置きます

私の姿勢改善にも使えそう！

あごの位置を、うしろ方向、上方向へ修正しながら、背伸びします

ワンポイント

ぽっこりお腹を解消する根本的な方法は姿勢改善です。ここで紹介したのは、正しい姿勢を体にインプットする方法です。正しい姿勢を習慣化して、痛みや不調を改善するセルフケアの効果も上げていきましょう。

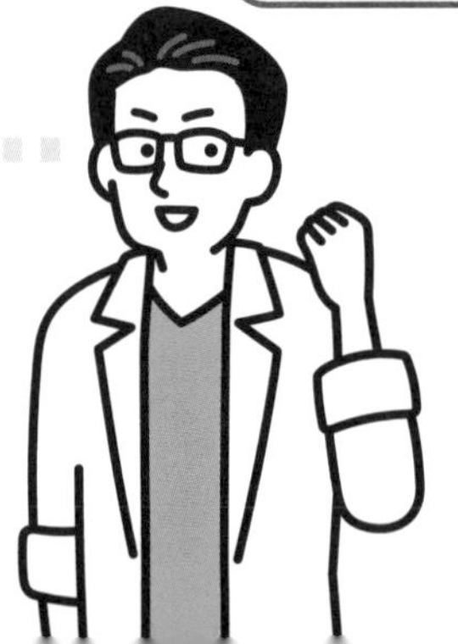

COLUMN2

ねこ背で胸を張るとなりやすい「反り腰」の放置は絶対NG！

反り腰とは、胸を張りすぎて腰が反った状態を指します。この反り腰はさまざまな体の不調を引き起こします。脊柱管狭窄症、坐骨神経痛、腰痛、股関節の痛み、膝の痛み、さらにはぽっこりお腹や太ももが太くなる、お尻が垂れるといった体形が崩れる原因にもなります。

実は、**反り腰の原因は、骨盤の前傾**です。一般に健康な人の骨盤は少し前に傾いていますが、反り腰の人は正常の範囲を超えて前傾しているのです。それはなぜでしょうか？

骨盤には多くの筋肉が付着して、互いにバランスをとり合って正しい位置を保っています。ところが姿勢が悪くなるとそのバランスが崩れ、骨盤が過剰に傾いてしまいます。また、**ねこ背を正そうと胸を張ったり、ねこ背で視線が下がっている人がまっすぐ前を見ようとして腰を反らせたりすると、筋肉のバランスが崩れ、反り腰に**なってしまいます。次ページのコラム3では、反り腰の解消法を紹介していきます。

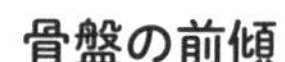

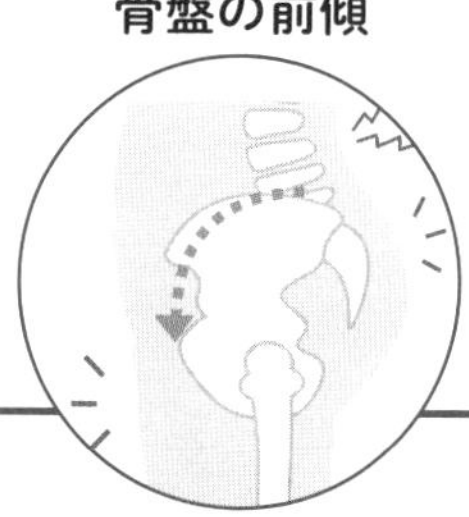

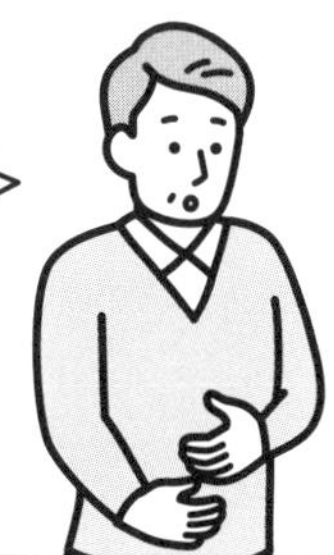

COLUMN3

3つの筋肉にアプローチして、反り腰、腰痛、肩こりを改善！

反り腰の人は、腹筋、腰部、太ももの前面の筋肉にアプローチし、骨盤まわりの筋肉のバランスを整え、骨盤を正常な位置に戻していきましょう。反り腰にかかわらず、腰痛や肩こりにお悩みの方にも効果的ですよ！

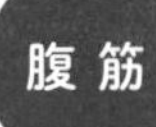

腹筋

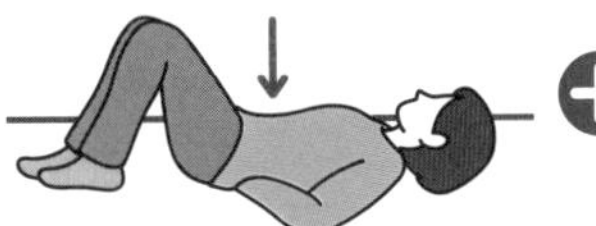

膝を立てて寝ながら、手を腰の下に入れて押し、30秒キープ

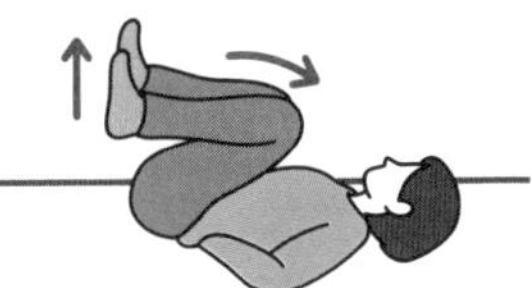

腰で手を押した状態から、膝を顔に近づけて7秒キープ×5セット

腰部

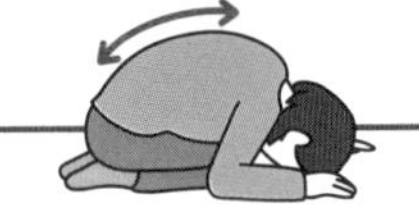

正座の姿勢から頭を床につけて腰を丸めます。30秒キープ

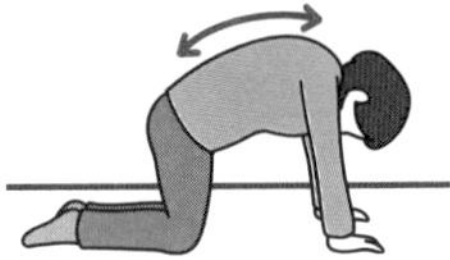

四つんばいの姿勢から、腰を丸めて30秒キープ

太ももの前面

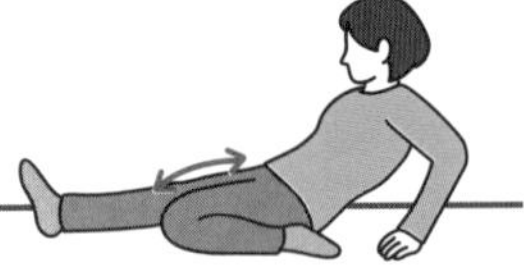

上半身を寝かせながら、片足を曲げて太ももを伸ばします。左右で各30秒

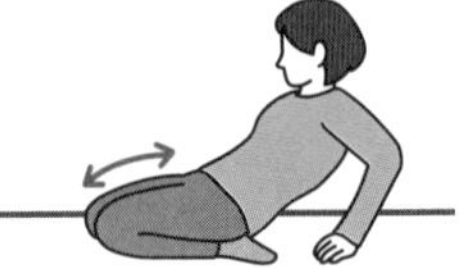

上半身を寝かせながら、両足正座の姿勢で、両ももを伸ばします。30秒キープ

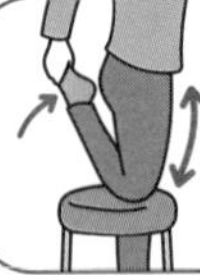

寝ながら足を伸ばすのが難しい人は、椅子に膝をつけて、太ももを伸ばしてOK

PART 3 若返る美容編

顔のシワも
たるみも
自力で消去&
一生劣化知らず！

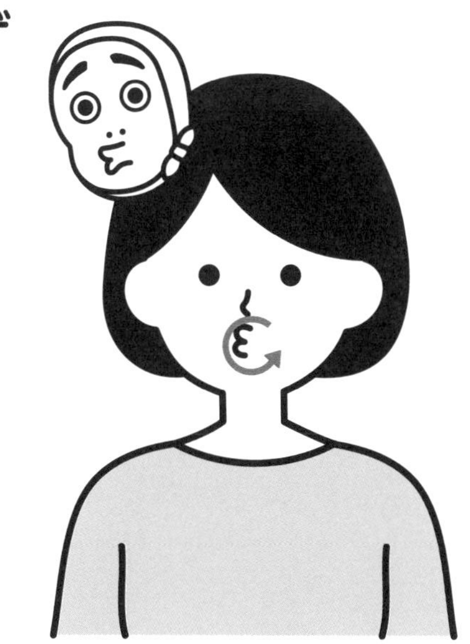

顔は2週間継続して行えば、自分の手でキレイになれる！

美容に関するケアは、私のＹｏｕＴｕｂｅでも「即効性がある！」と人気のコンテンツです。高価な化粧品を購入したり、エステサロンに通ったり、ましてや整形などしなくても、自宅で自分の手でキレイになれます。

美容のケアでも、首のシワを改善するには広頸筋、小顔に効果があるのは咬筋、ほうれい線には側頭部や頬まわりの筋肉をケアするように、体のケアと同様に、筋肉にアプローチしていきます。

ケアは1日3回。顔の場合は、2週間ほどで効果が出てくると思います。1回ケアしただけでも、シワが薄くなったりたるみが引き上がったりする効果が感じられるかもしれません。ただし、人の体は、一度よくなっても元の悪い状態に戻ろうとする性質があります。

ケアを続けると、今度は「よい状態（シワやたるみのない状態）が当たり前」と体が意識するようになります。よい状態をキープできるようになったら、徐々に回数を減らして

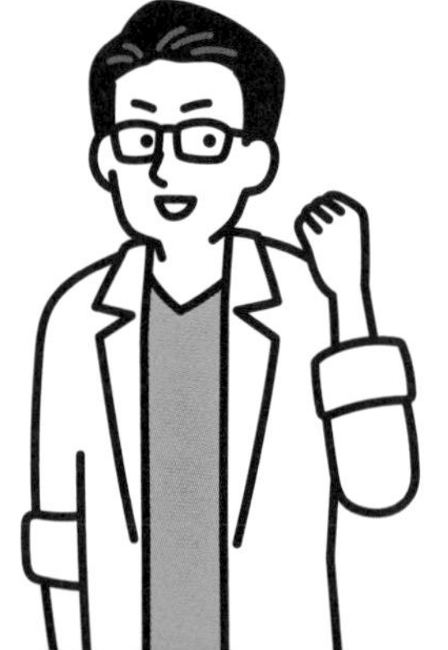

いきましょう。

キレイな姿勢がキレイな顔をつくる!

顔の皮膚や筋肉をゆるめたり、マッサージしたりするときには、**力加減に注意**しましょう。顔の皮膚は体のほかの部分に比べて薄いのです。ですから、力を入れすぎて強く押したり、さすったりしてケアすると負担がかかり、症状が悪化する危険性があります。また、回数も**1日3回がちょうどいい頻度で、それ以上は負担になります。**回数を多くすればするほど、早くキレイになれるわけではないので、ご注意ください。

なお、負担を軽減するには、乳液やクリームを使用してから行うといいでしょう。

また、美容のケアでも姿勢には気をつけてください。いい姿勢は見た目も若々しい印象を与えます。

顔の筋肉は首の筋肉とつながっています。悪い姿勢で首に負担がかかると、首にたるみが生じ、表情筋にも悪影響を及ぼし、たるみやシワ、エラが張るなどの原因になります。美容のケアとともに、いい姿勢をとるよう、日頃から気をつけましょう。キレイな姿勢が、シワやたるみのないキレイな顔をつくります!

ほうれい線

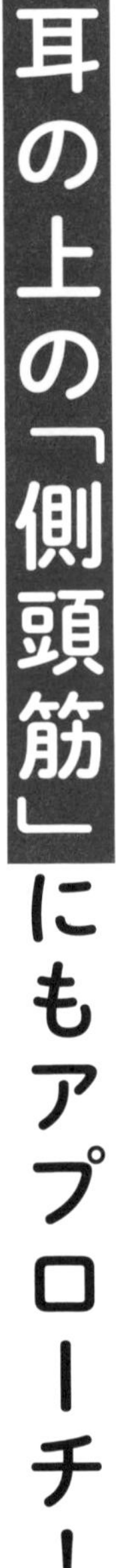

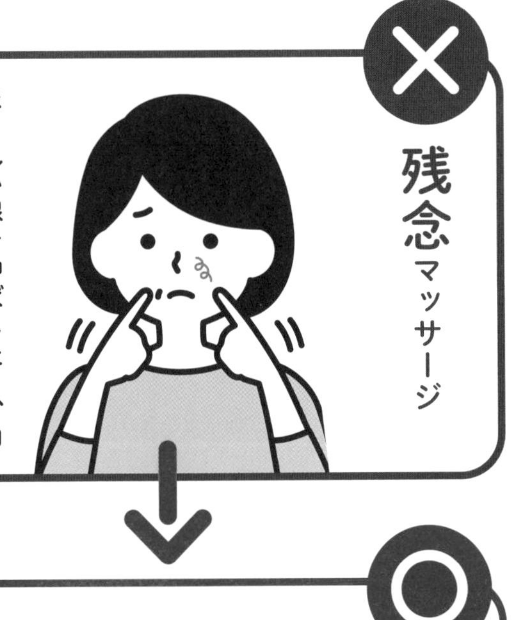

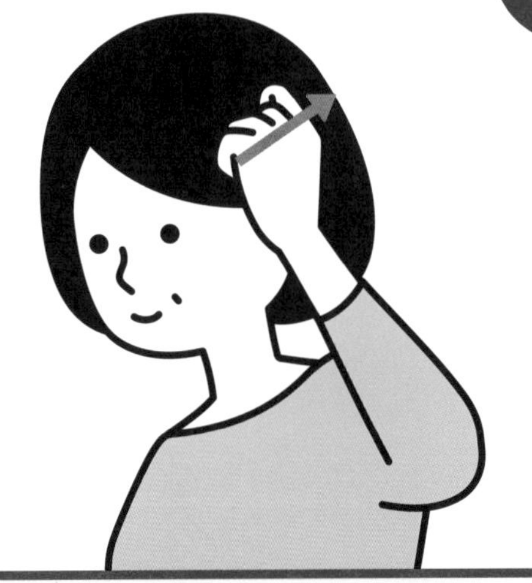

頭皮の中でも耳の上の「側頭筋」をほぐして鍛えるとより効果的です

原因

頭や顔にはさまざまな筋肉がついていま す（側頭筋、上唇鼻翼挙筋、小頬骨筋、大頬骨筋、口輪筋など）。**これらの筋肉が硬くなると筋肉と皮膚に癒着が起こり、皮膚自体の血行が悪くなります。**その結果、肌の新陳代謝が悪くなりハリをなくしていきます。この状態を放置しておくと、**垂れ下がり、ほうれい線ができてしまう**のです。

対処法

「❶頭部、顔の皮膚を動かす」「❷筋肉をゆるめる」「❸筋肉の正常な働きを促すトレーニング」という3つのステップを行うことで、ほうれい線を解消していきます。

皮膚の動きをよくし最後はエクササイズ

ほうれい線が深いほうから始めましょう。

ステップ1では側頭部、頬まわり、鼻筋から口角、口まわりの皮膚を動かし柔らかくします。2本の指で皮膚をつまむようにして動かしますが、デリケートな部分なので力の入れすぎに注意しましょう。皮膚の動きをよくして2以降の効果を促します。

ステップ2では側頭部の筋肉からゆるめていき、上唇鼻翼挙筋、小頬骨筋、大頬骨筋にアプローチします。指を使ってゆるめます。最初は少し痛いかもしれませんが徐々に慣れてくると思います。最後に唇のまわりにある口輪筋をゆるめます。

ステップ3は側頭筋のエクササイズです。側頭筋を指で押さえ斜めうしろに引っ張って、唇をとがらせます。

詳しい図解は次ページ

ほうれい線もたるみも改善！ 3ステップのマッサージ

最近、口の横のシワが深くなったような……
ほうれい線を伸ばすマッサージをしても根本的な解決にはなりませんよ！
3つのステップをご紹介！
STEP 1
筋肉の上の皮膚を動かす
側頭筋
側頭筋の上の皮膚を動かします。基本は2本指でつまみながらもんで、こめかみから後頭部へ移動します。左右で各20秒
側頭部の皮膚が硬い人は、5本指で皮膚を集めるように動かします

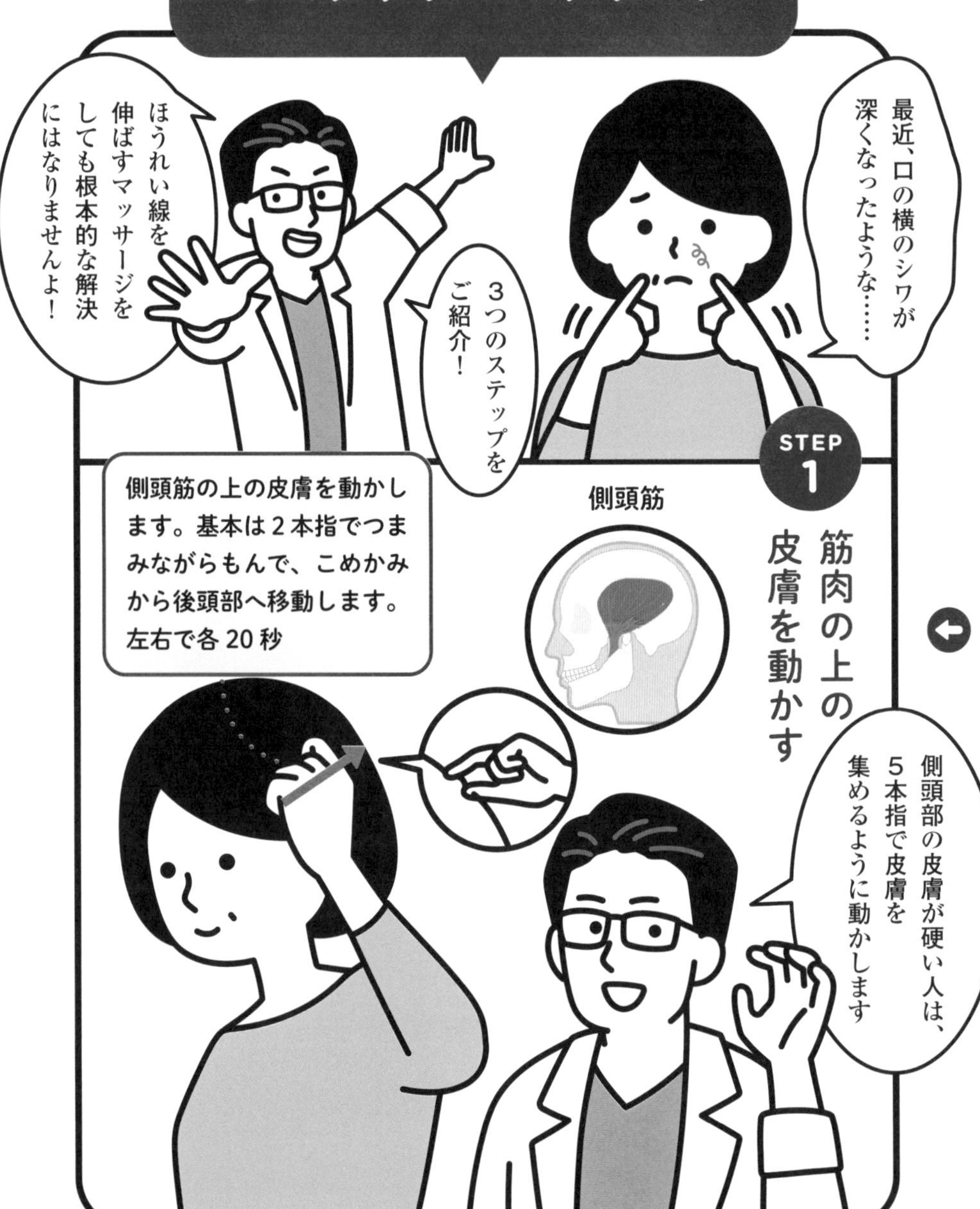

ほうれい線

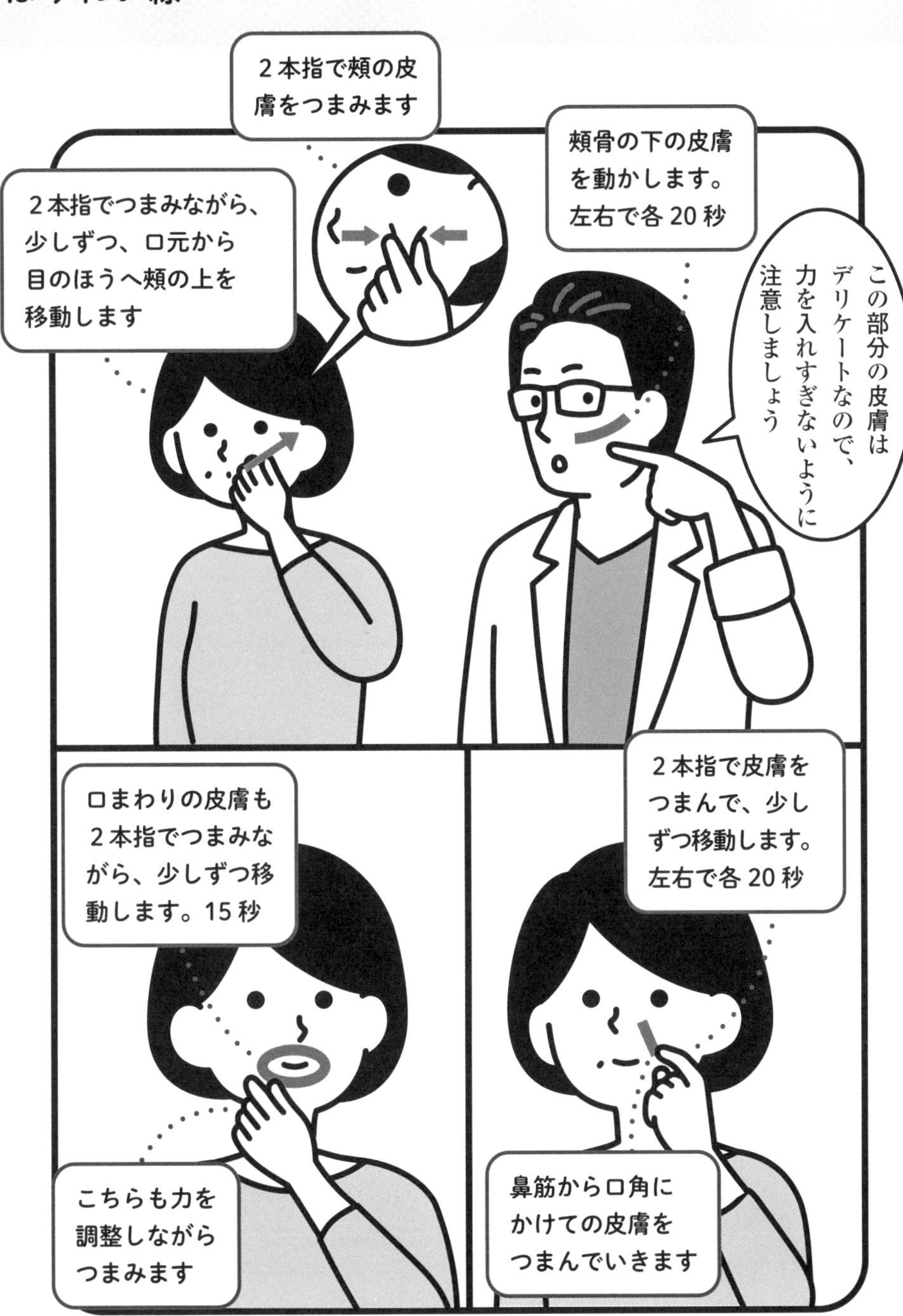
2本指で頬の皮膚をつまみます
2本指でつまみながら、少しずつ、口元から目のほうへ頬の上を移動します
頬骨の下の皮膚を動かします。左右で各20秒
この部分の皮膚はデリケートなので、力を入れすぎないように注意しましょう
口まわりの皮膚も2本指でつまみながら、少しずつ移動します。15秒
こちらも力を調整しながらつまみます
2本指で皮膚をつまんで、少しずつ移動します。左右で各20秒
鼻筋から口角にかけての皮膚をつまんでいきます

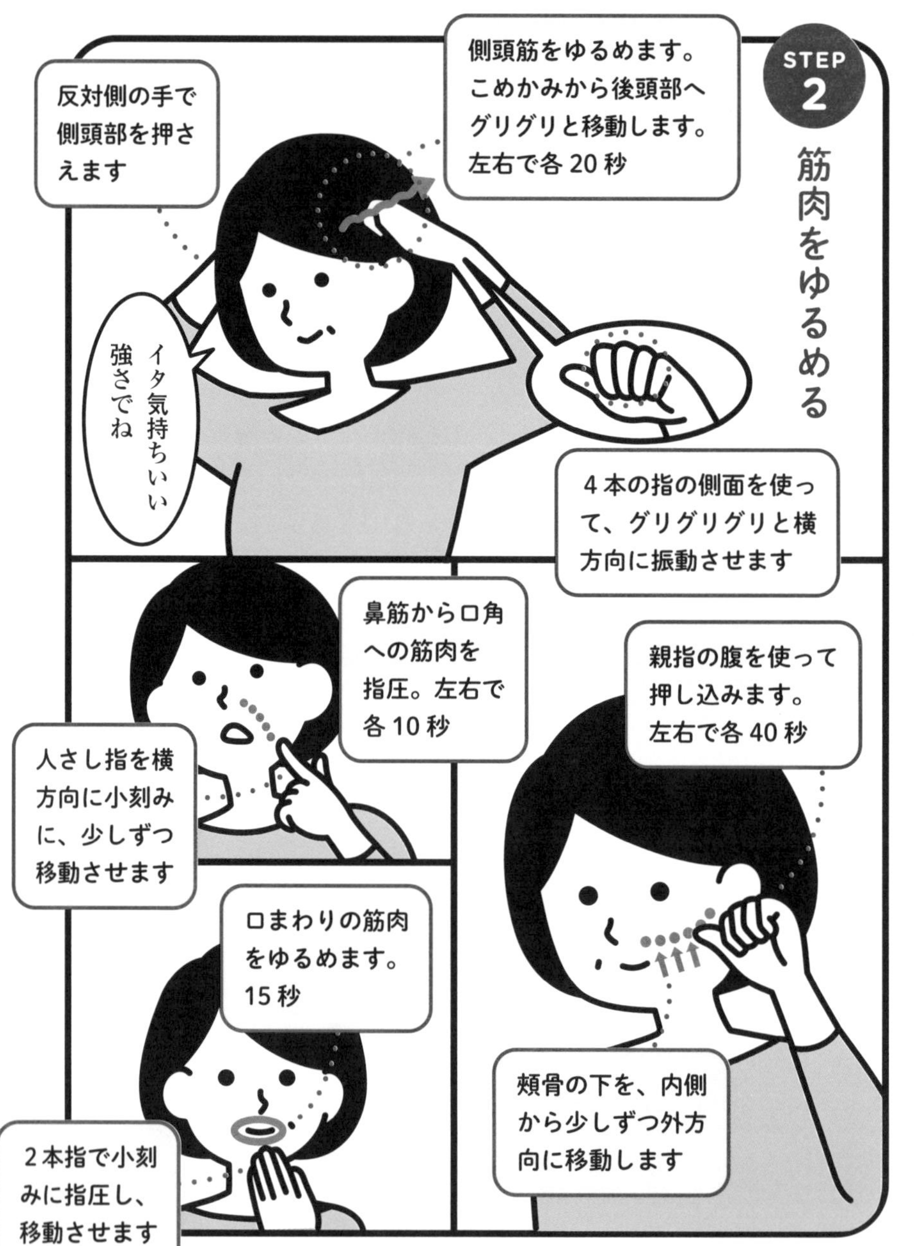
STEP 2
筋肉をゆるめる
側頭筋をゆるめます。こめかみから後頭部へグリグリと移動します。左右で各 20 秒
反対側の手で側頭部を押さえます
イタ気持ちいい強さでね
4 本の指の側面を使って、グリグリグリと横方向に振動させます
鼻筋から口角への筋肉を指圧。左右で各 10 秒
人さし指を横方向に小刻みに、少しずつ移動させます
親指の腹を使って押し込みます。左右で各 40 秒
頬骨の下を、内側から少しずつ外方向に移動します
口まわりの筋肉をゆるめます。15 秒
2 本指で小刻みに指圧し、移動させます

ほうれい線

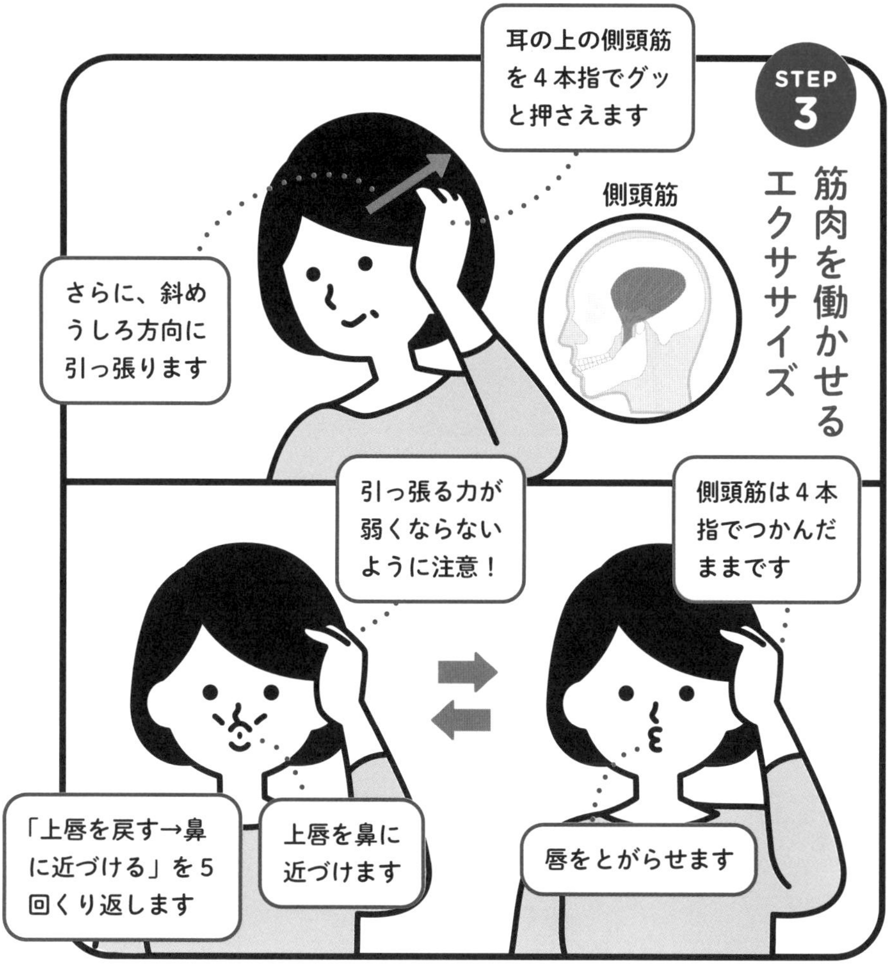

STEP 3

筋肉を働かせるエクササイズ

耳の上の側頭筋を4本指でグッと押さえます

さらに、斜めうしろ方向に引っ張ります

側頭筋

引っ張る力が弱くならないように注意！

側頭筋は4本指でつかんだままです

「上唇を戻す→鼻に近づける」を5回くり返します

上唇を鼻に近づけます

唇をとがらせます

ワンポイント

ほうれい線が深いほうからケアを始めて、他方と比べてみると効果がわかりやすいですよ。ステップ3では、唇をとがらす動きに集中しすぎて側頭筋を斜めうしろに引っ張る力が弱くならないように注意しましょう。

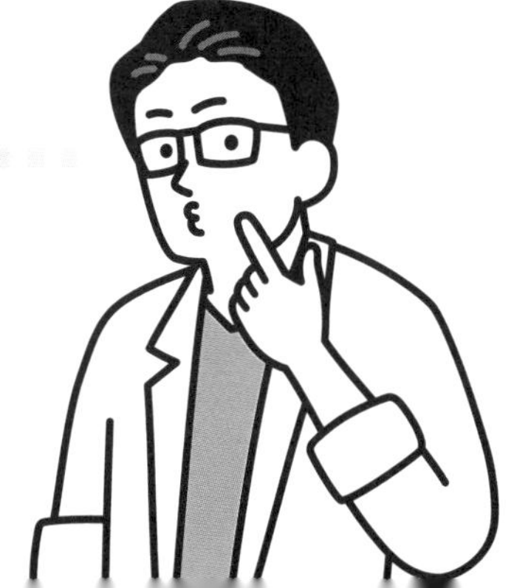

目の下のたるみ

目元だけじゃない、下がって広がった「頬骨」にもアプローチ！

残念マッサージ

目の下をマッサージしたり、眼輪筋をほぐしたりすると、気持ちよくはありますが、根本的な解決にはなりません。

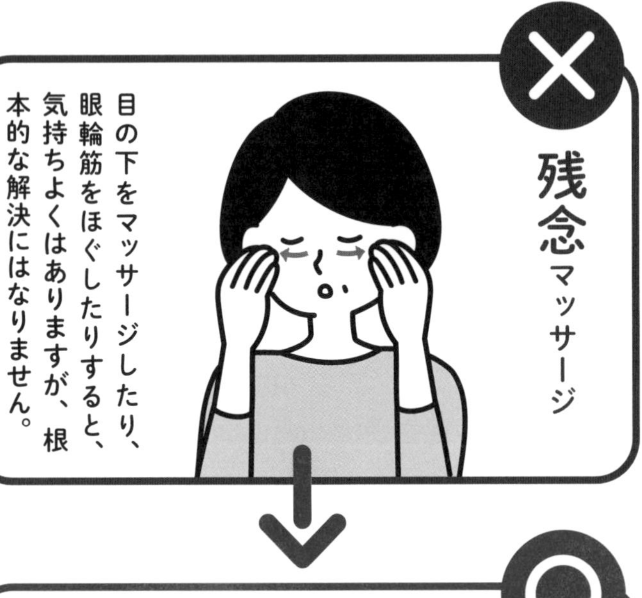

効果抜群マッサージ

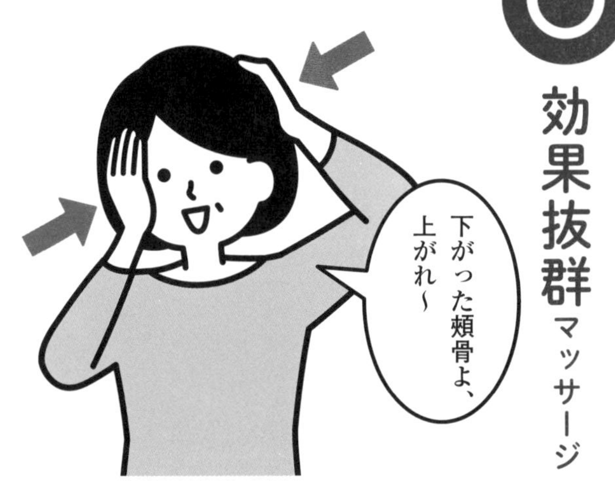

広がって下がった頬骨を
引き上げるアプローチをします

原因

原因は2つです。1つは**頬骨が骨粗鬆症により下がる**ことで、目の下にたるみが生まれます。さらに、口元にほうれい線などのシワが刻まれます。もう1つは**側頭筋と目の周囲にある眼輪筋**です。**これらの筋肉が、硬くなったり弱くなったりして機能不全になる**とたるみが生まれます。

対処法

最初に外側に広がり下がった**頬骨を両手で押して調整**します。次に側頭筋の上にある皮膚を動かします。そして**側頭筋をゆるめます**。最後にまぶたを閉じる働きをしている**眼輪筋のトレーニング**を行います。

頬骨の調整と筋肉ケア
眼輪筋をトレーニング

ステップ1は頬骨です。頬骨は外に広がりながら、下がっていく傾向があります。そこで外方向に広がった頬骨を内方向に押し、次に上方向に調整します。

ステップ2は側頭筋の上の皮膚を動かします。側頭筋が硬い人は皮膚の癒着が起きています。**ステップ3は側頭筋をゆるめます**。指の第2関節を使って、筋肉をゆるめましょう。イタ気持ちいい部分を、重点的にゆるめてください。

ステップ4は眼輪筋のトレーニングです。眼輪筋は、まぶたを閉じる役割と目の下の眼窩脂肪を押さえる役割があります。この眼輪筋が硬くなり、収縮が弱くなると眼窩脂肪を押さえられず、目の下がたるんでしまうのです。

詳しい図解は次ページ

目元が上がって、パッチリ開きやすくなるセルフケア

STEP 1 骨格へのアプローチ 頬骨の調整

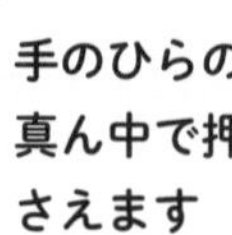

手のひらの真ん中で押さえます

広がった頬骨よ、元に戻れ～

外方向に広がった頬骨を、右の手のひらで内方向に押します

左手はこめかみに当てます

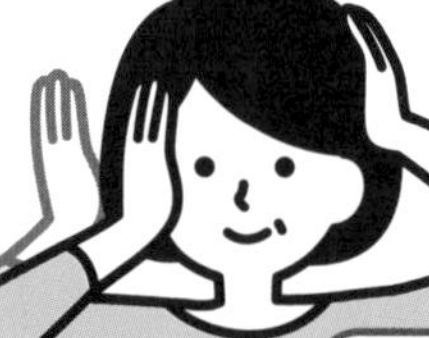

反対の頬骨も同様に、「5秒×3回」、内方向に押します

5秒押して、ゆっくり手を離すのを3回

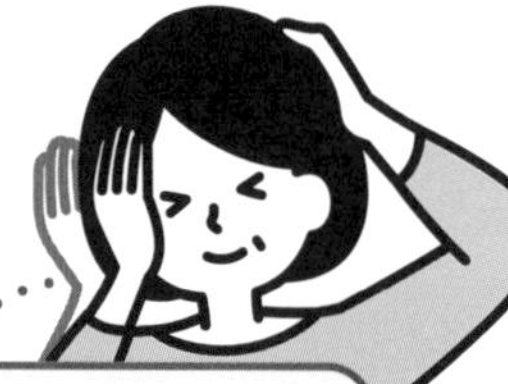

5秒押して、ゆっくり手を離すのを3回

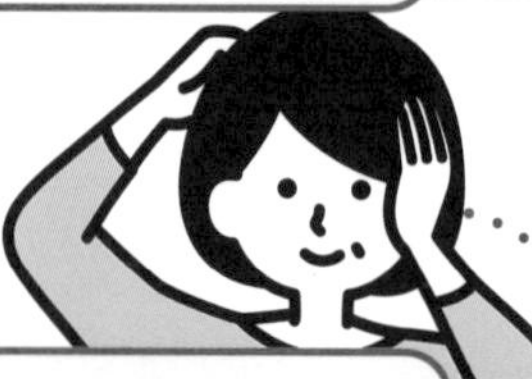

反対の頬骨も同様に、「5秒×3回」、ななめ上方向に押します

左手は側頭部に置き、右手の押す力を受け止めます

下がった頬骨よ、上がれ～

下がった頬骨を、右の手のひらで、ななめ上方向に押します

目の下のたるみ

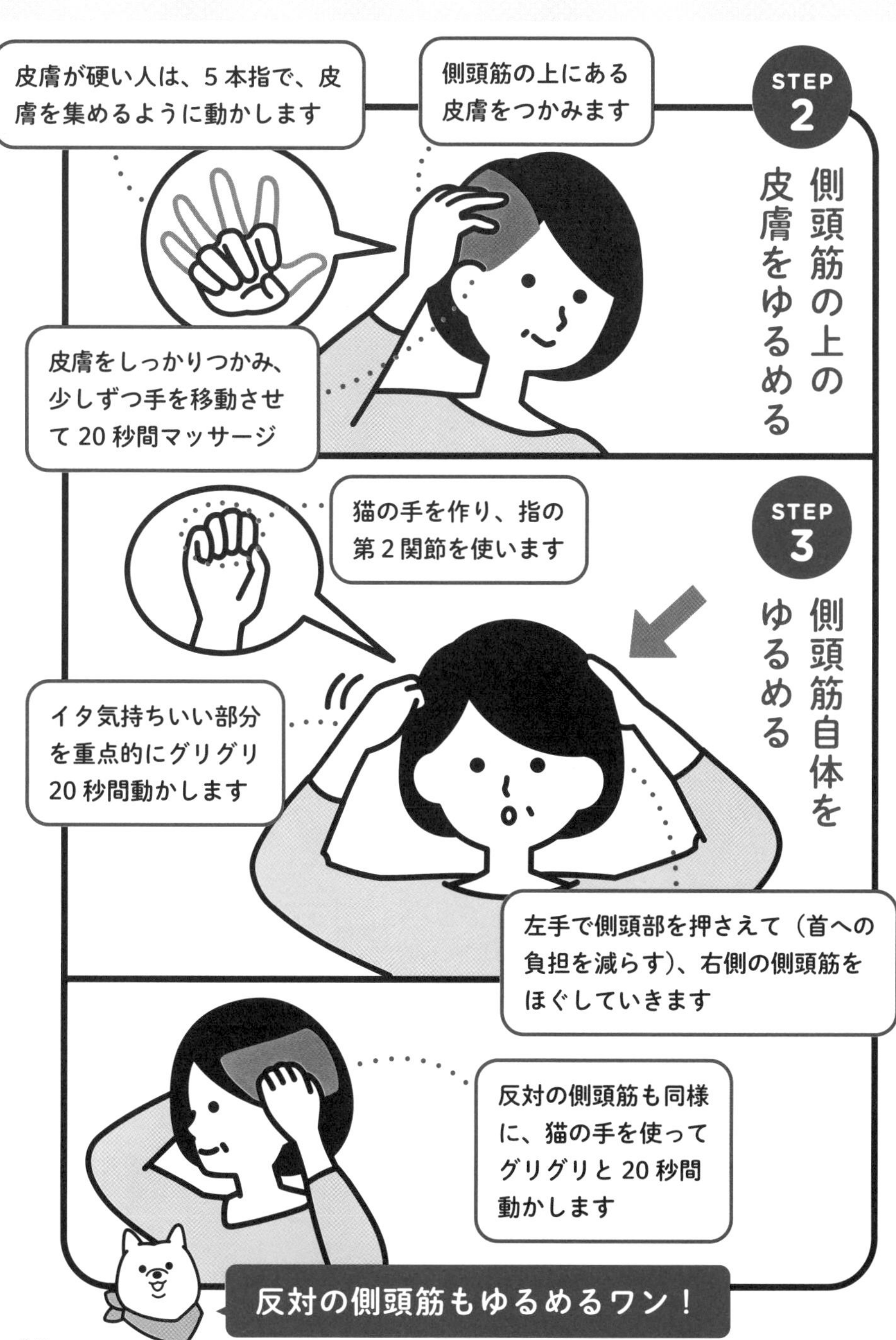
STEP 2
側頭筋の上の皮膚をゆるめる
側頭筋の上にある皮膚をつかみます
皮膚が硬い人は、5本指で、皮膚を集めるように動かします
皮膚をしっかりつかみ、少しずつ手を移動させて20秒間マッサージ
STEP 3
側頭筋自体をゆるめる
猫の手を作り、指の第2関節を使います
イタ気持ちいい部分を重点的にグリグリ20秒間動かします
左手で側頭部を押さえて（首への負担を減らす）、右側の側頭筋をほぐしていきます
反対の側頭筋も同様に、猫の手を使ってグリグリと20秒間動かします
反対の側頭筋もゆるめるワン！

STEP 4

眼輪筋のトレーニング

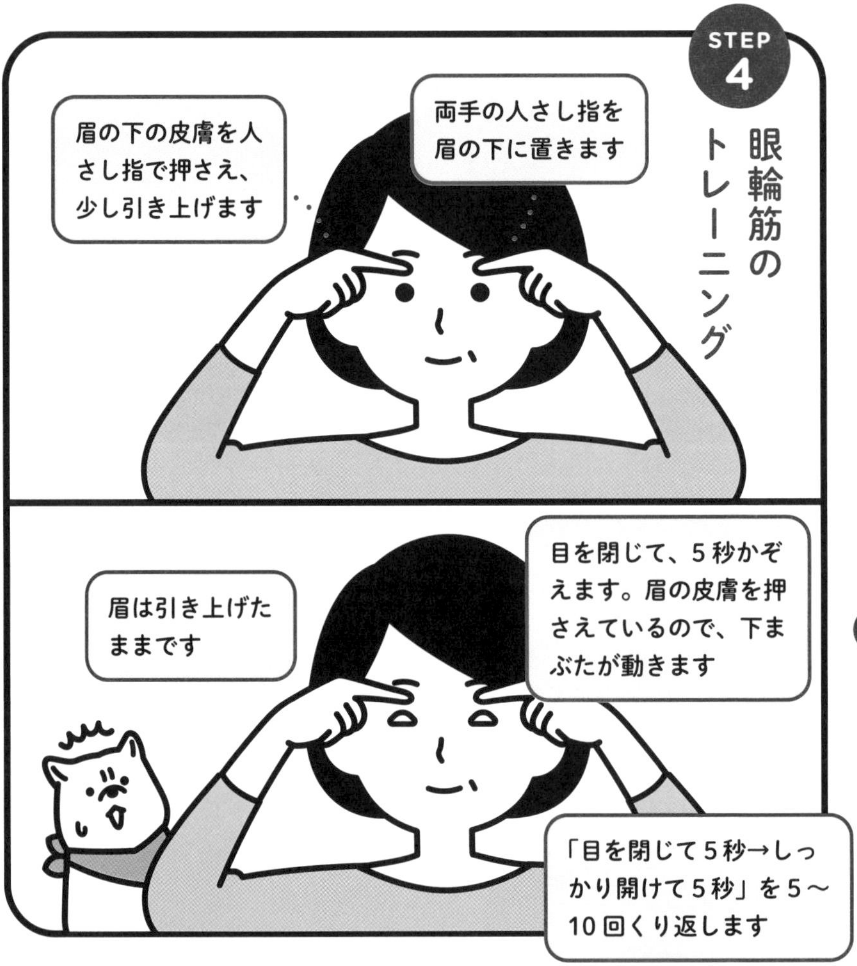

両手の人さし指を眉の下に置きます

眉の下の皮膚を人さし指で押さえ、少し引き上げます

目を閉じて、5秒かぞえます。眉の皮膚を押さえているので、下まぶたが動きます

眉は引き上げたままです

「目を閉じて5秒→しっかり開けて5秒」を5～10回くり返します

ワンポイント

側頭筋は表情筋の土台としての役割があります。側頭筋が硬くなると、表情筋も連動して硬くなり、顔のたるみが発生します。シャンプーのときなどについでに側頭筋もほぐすように習慣化するといいでしょう。

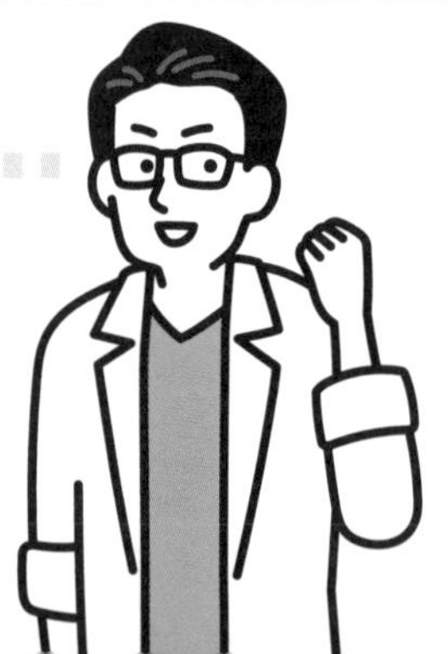

COLUMN4

自律神経失調症を調整する！ 80 秒間の指マッサージ

頭痛やめまい、動悸、息切れなど自律神経失調症に伴う不快な症状を改善するには、爪のキワにアプローチします。実際にこのマッサージでめまいが落ち着いたという人も多数おられます。なぜ、爪のキワのマッサージが効果的かというと、ここに自律神経のひとつである「副交感神経」を活性化するツボがあるからです。そのツボは井穴（せいけつ）という名前です。

なお、このマッサージでは薬指はもまないでください。薬指には「交感神経」を活性化させるツボがあるからです。一般的に自律神経が乱れている人は、副交感神経に比べて交感神経が過剰に働き、アンバランスになっています。そのため交換神経が活性化するツボがある薬指はもんではいけません。

マッサージは人さし指と親指で、指の横、爪のキワをはさみ、もんでいきます。もむ力は強すぎず、弱すぎず、イタ気持ちいい程度です。1 本の指につき 10 秒間、1 日に 1 ～ 3 回行います。それ以上は交感神経と副交感神経のバランスを崩す恐れがあるので、もまないでください。

薬指以外の 8 本の指をもんで、全部で 80 秒です

おでこのシワ

おでこの筋肉だけじゃない、頭の筋肉からゆるめてシワを消去！

×
残念マッサージ
おでこにある「前頭筋」をほぐしただけでは不十分です。前頭筋に影響を与える筋肉もほぐす必要があるのです。
○
効果抜群マッサージ
前頭筋に影響を与える「後頭筋」の頭皮からゆるめるのがスタート！

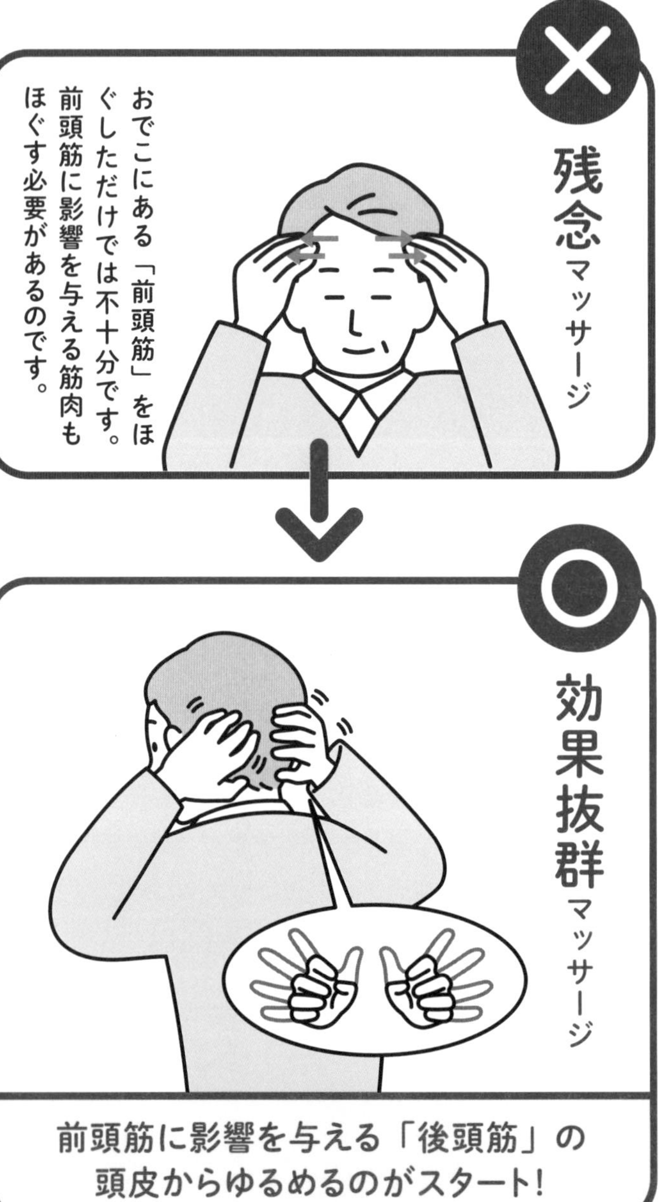

原因

表情を作るときにおでこの筋肉の**前頭筋が過剰に働き、シワの原因**になっている場合が多いです。前頭筋が働きすぎて緊張する理由は、**首の付け根の後頭筋が硬くなっていること**にあります。

対処法

頭の前後にある前頭筋と後頭筋は帽状腱膜という硬い膜でつながり、お互いに協動して働いています。**後頭筋と帽状腱膜が硬くなると前頭筋に悪影響**が出ます。そこでこれら**3つをしっかりゆるめる方法**と、表情を作るときに**前頭筋が過剰に働かないようにするエクササイズ**を解説します。

頭皮、おでこを柔らかくし、筋肉をゆるめてから目を動かす

筋肉をゆるめる前に、後頭筋、帽状腱膜、前頭筋の順番に筋肉の上にある頭皮を動かします。

筋肉をゆるめる前に、頭皮を動かす理由は、皮膚が筋肉に癒着していると、皮膚によって筋肉の収縮が阻害されて、筋肉がゆるみにくくなるからです。特に帽状腱膜の上の皮膚は硬くなっている人が多いので、しっかり動かして柔らかくしましょう。

次に筋肉をゆるめます。後頭筋がある部位にはさまざまな血管や神経が走っているので頭痛やめまいなどの自律神経症状の緩和にもなります。**前頭筋**をゆるめると**心身**を安定させる働きで幸せホルモンとも呼ばれるセロトニンも分泌されます。**最後に前頭筋のエクササイズ**をします。

詳しい図解は次ページ

3つの筋肉にアプローチして90秒でおでこのシワを消す！

あれ？こんなにシワがあったかな
大丈夫ですよ！板井さん
おでこに効くセルフケアがありますよ
STEP 1
頭皮を動かす
まずは後頭部から、耳のうしろの皮膚から動かしていきます
硬いなあ 5本指でやろう
頭の付け根の部分を20秒間しっかりつかんで動かします
基本は3本の指でつかみますが、ここが硬い人は、5本指で皮膚を寄せる感じでしっかり動かしましょう

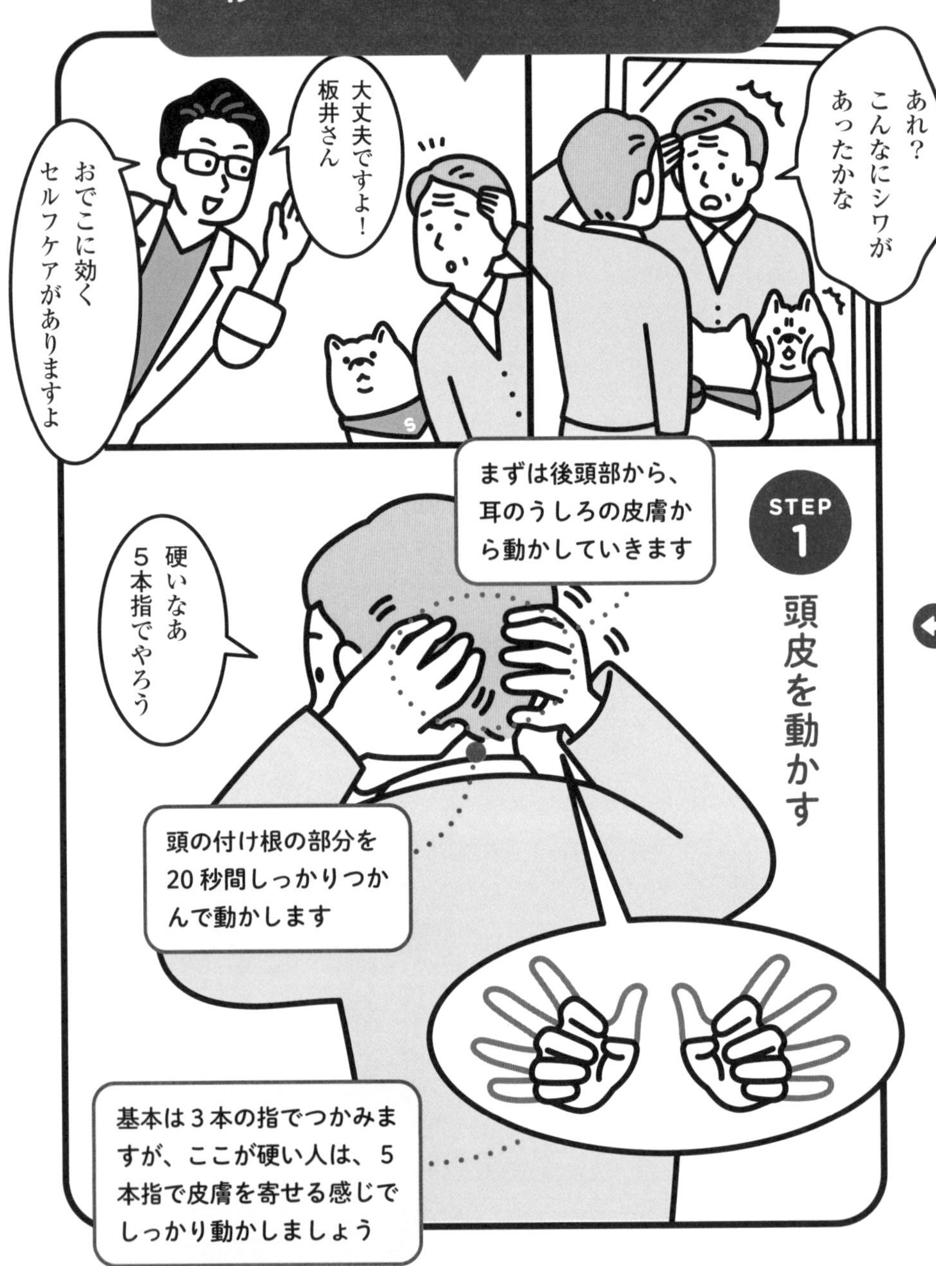

おでこのシワ

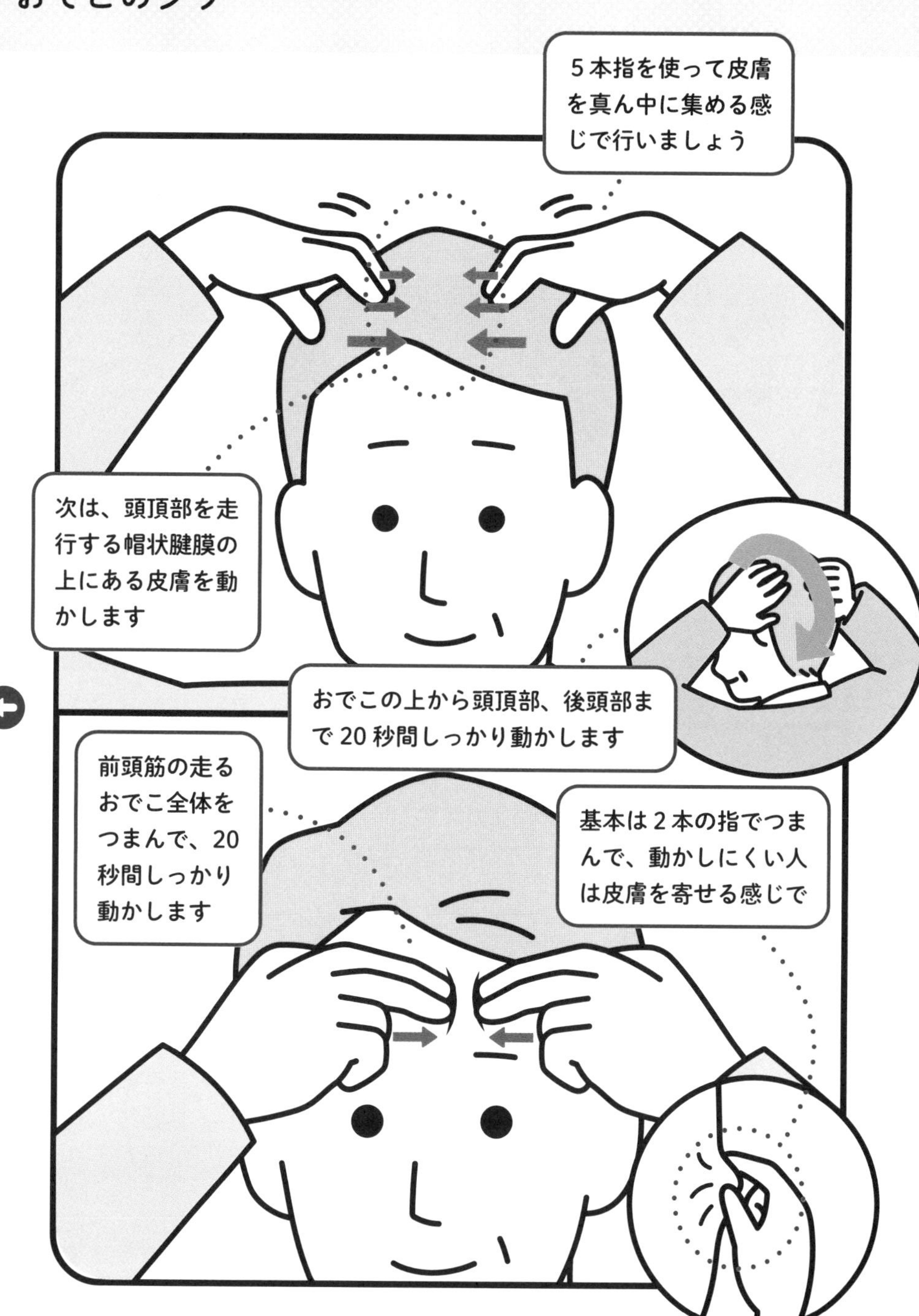
5本指を使って皮膚を真ん中に集める感じで行いましょう
次は、頭頂部を走行する帽状腱膜の上にある皮膚を動かします
おでこの上から頭頂部、後頭部まで20秒間しっかり動かします
前頭筋の走るおでこ全体をつまんで、20秒間しっかり動かします
基本は2本の指でつまんで、動かしにくい人は皮膚を寄せる感じで

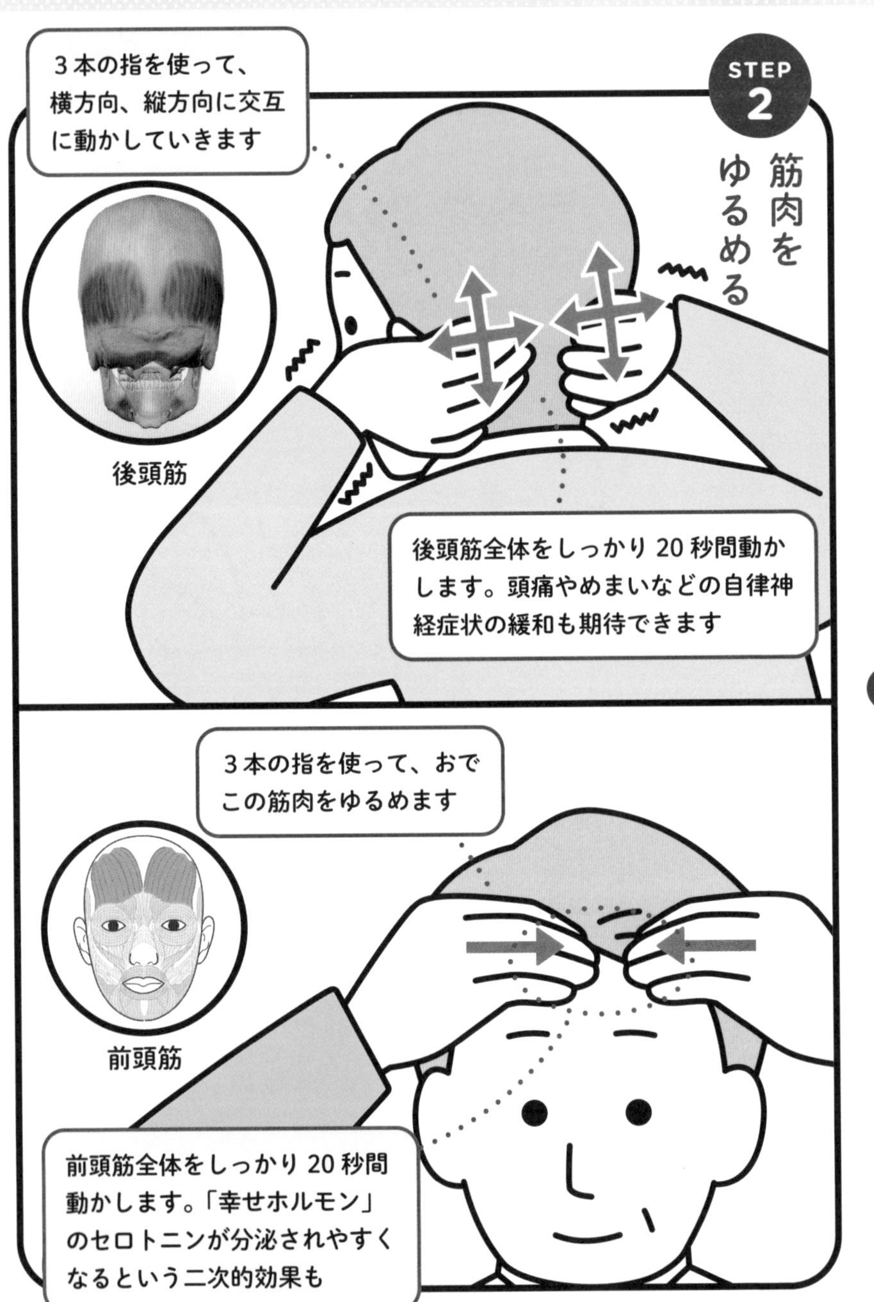
STEP 2
筋肉をゆるめる
3本の指を使って、
横方向、縦方向に交互
に動かしていきます
後頭筋
後頭筋全体をしっかり20秒間動か
します。頭痛やめまいなどの自律神
経症状の緩和も期待できます
3本の指を使って、おで
この筋肉をゆるめます
前頭筋
前頭筋全体をしっかり20秒間
動かします。「幸せホルモン」
のセロトニンが分泌されやすく
なるという二次的効果も

おでこのシワ

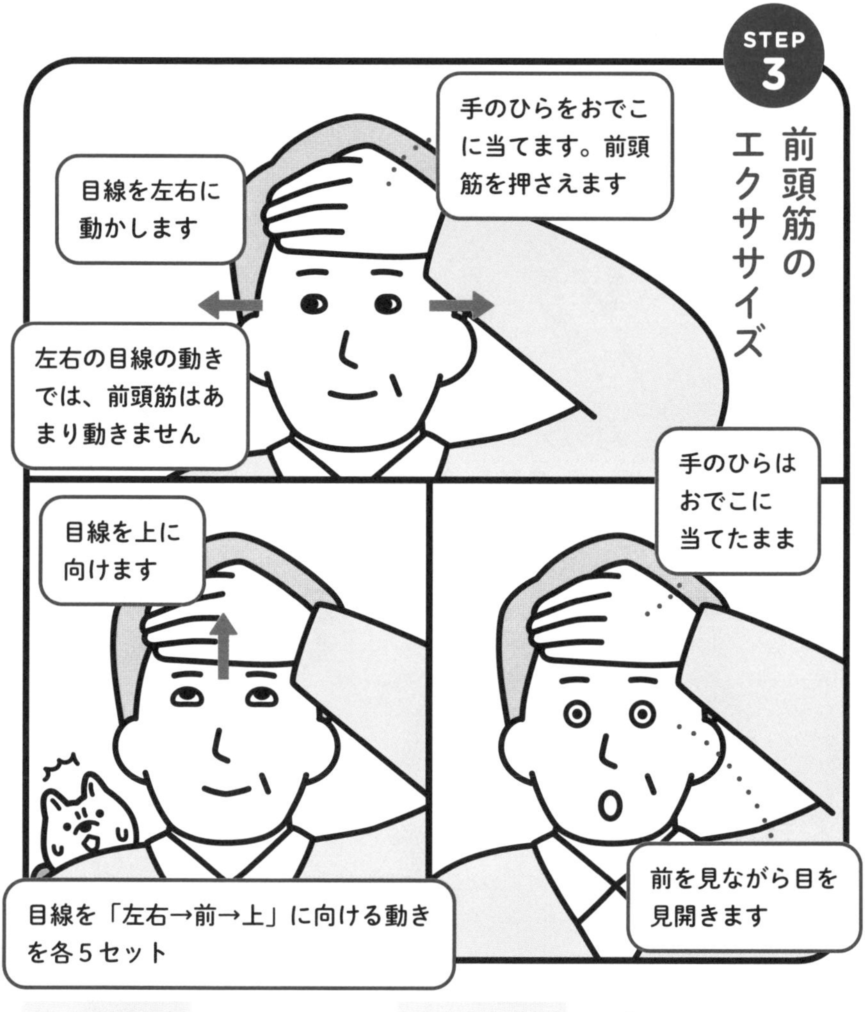

STEP 3

前頭筋のエクササイズ

手のひらをおでこに当てます。前頭筋を押さえます

目線を左右に動かします

左右の目線の動きでは、前頭筋はあまり動きません

目線を上に向けます

手のひらはおでこに当てたまま

前を見ながら目を見開きます

目線を「左右→前→上」に向ける動きを各５セット

ワンポイント

皮膚を動かすときには皮膚を寄せる感じで動かすといいワン。目を見開いたり、上を見たりするときにおでこの筋肉が収縮する人は要注意！目のまわりの筋肉が衰えていると、前頭筋ががんばって目を見開かせている可能性があるワン。

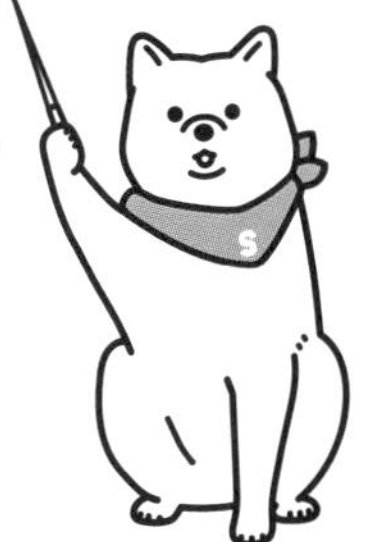

眉間のシワ

眉間のマッサージだけじゃない!
表情トレーニングでクセを矯正!

×
残念マッサージ
眉間を縦方向にマッサージして、筋肉をほぐすだけでは不十分です。目を細めるときのクセも改善しましょう。

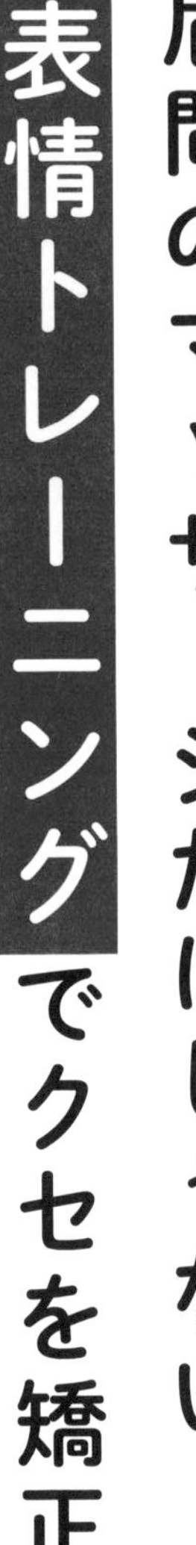

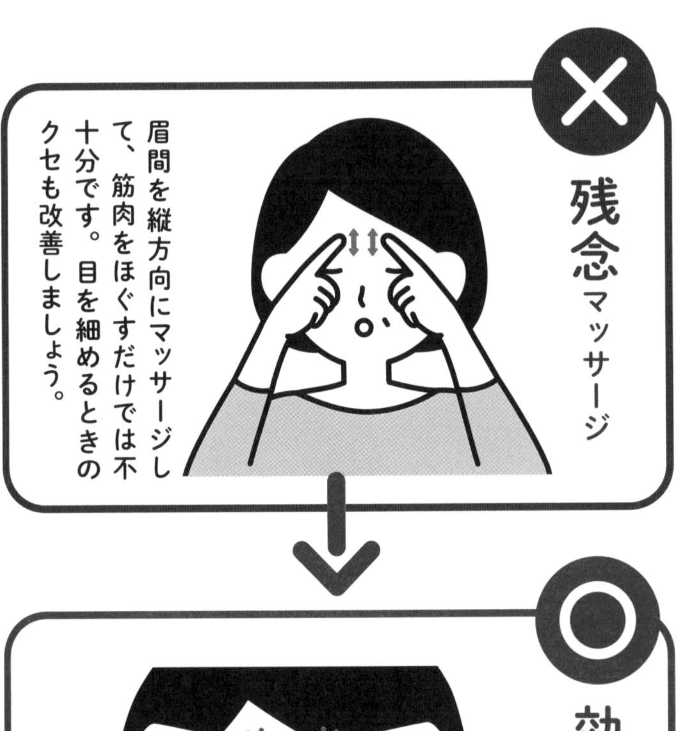

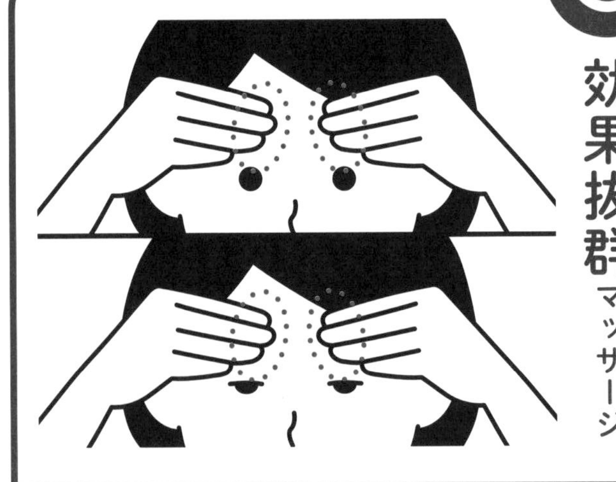

シワの予防・改善のために目を細めるクセを直すトレーニングも取り入れて!

原因

原因は3つの筋肉に関係しています。それは眉間の周囲にある**眉毛下制筋**、**皺眉筋**、**鼻根筋**です。**これらの筋肉が過剰に働き硬くなってシワができるのです。**また、目を細めるとき、3つの筋肉を過剰に収縮させるクセがあるとシワの原因になります。

対処法

セルフケアで筋肉をゆるめます。しかし、それだけでは不十分です。目を細めるときのクセを改善しない限り、3つの筋肉が過剰に働き、また眉間にシワができてしまいます。そこで**シワを予防するためにクセを直すトレーニング**も説明します。

イタ気持ちいい部分を重点的にケアしていく

おでこ全体、眉の部分、眉間から鼻筋の皮膚を動かします。**皮膚を動かしていてイタ気持ちいい部分があれば、そこを重点的に動かしてください。**皮膚が動くようになると筋肉本来の機能である収縮と弛緩がスムーズに行われ、硬くなるのを防げます。

次に筋肉をゆるめます。慣れるまでは次ページの図を見て、**筋肉の位置を確認しながら行いましょう。ゆるめる方法は指でグッと押して横方向に動かします。**押してイタ気持ちいい部分は筋肉が特に硬くなっているところです。重点的にしっかりゆるめましょう。

最後におでこに手を置き、**眉間の皮膚を内側に集めずに目を細めるトレーニング**をしてシワを予防します。

詳しい図解は次ページ

3つの筋肉にアプローチして 2分で眉間のシワを消す！

私、最近
気づいて
しまいました
モノを見るときの
自分の顔がブサイク
だということに……！
そして
眉間のシワが
深くなってる!!
大丈夫ですよ！
シワを作る表情の
クセをなくして
いきましょう
あら、
心の声が
もれてました？
眉間に深いシワができる人は、
目を細めるとき、
3つの筋肉を過剰に
収縮させるクセがあります
皺眉筋
眉毛下制筋
鼻根筋
眉毛下制筋、
皺眉筋、鼻根筋の
3つの筋肉です

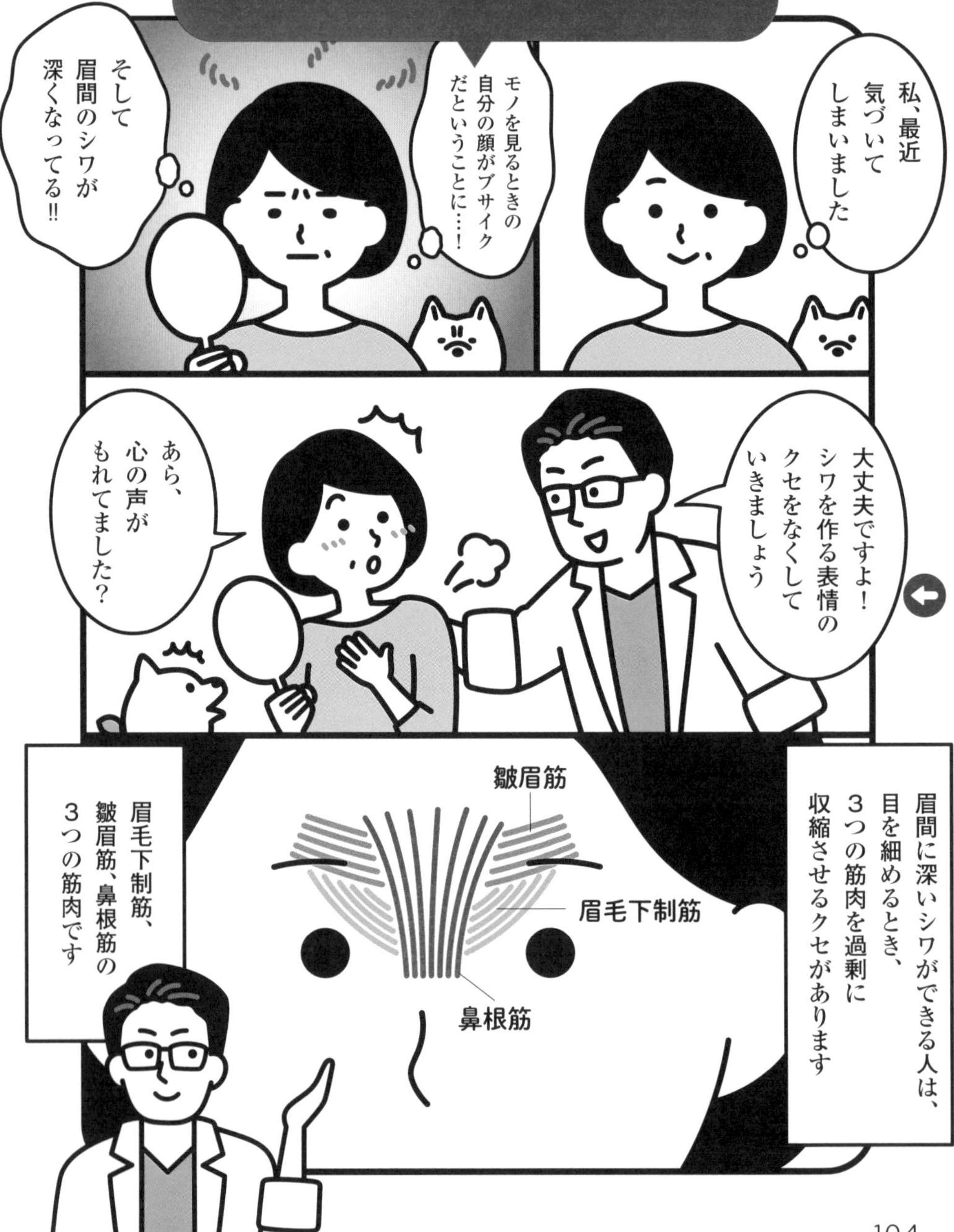

眉間のシワ

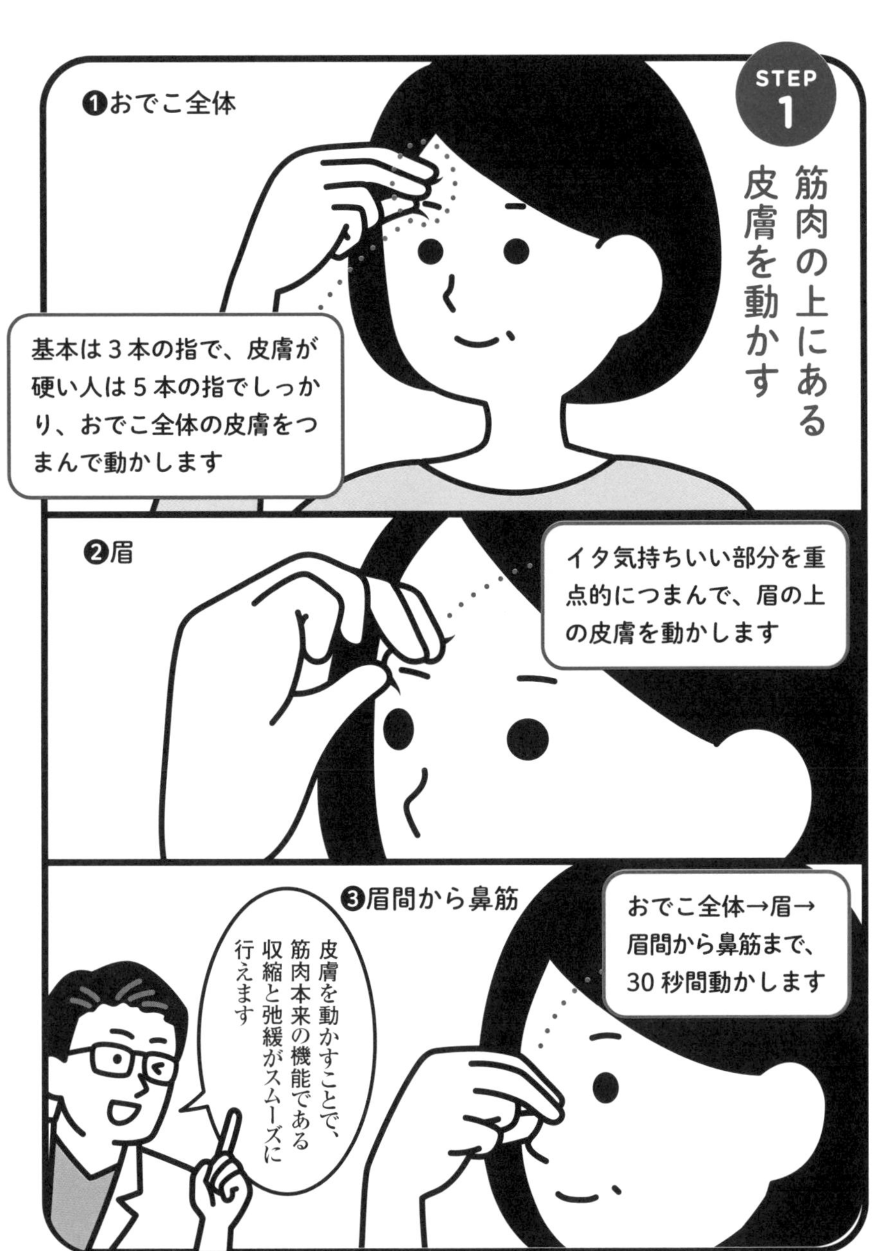
STEP 1
筋肉の上にある皮膚を動かす
❶おでこ全体
基本は３本の指で、皮膚が硬い人は５本の指でしっかり、おでこ全体の皮膚をつまんで動かします
❷眉
イタ気持ちいい部分を重点的につまんで、眉の上の皮膚を動かします
❸眉間から鼻筋
おでこ全体→眉→眉間から鼻筋まで、30 秒間動かします
皮膚を動かすことで、筋肉本来の機能である収縮と弛緩がスムーズに行えます

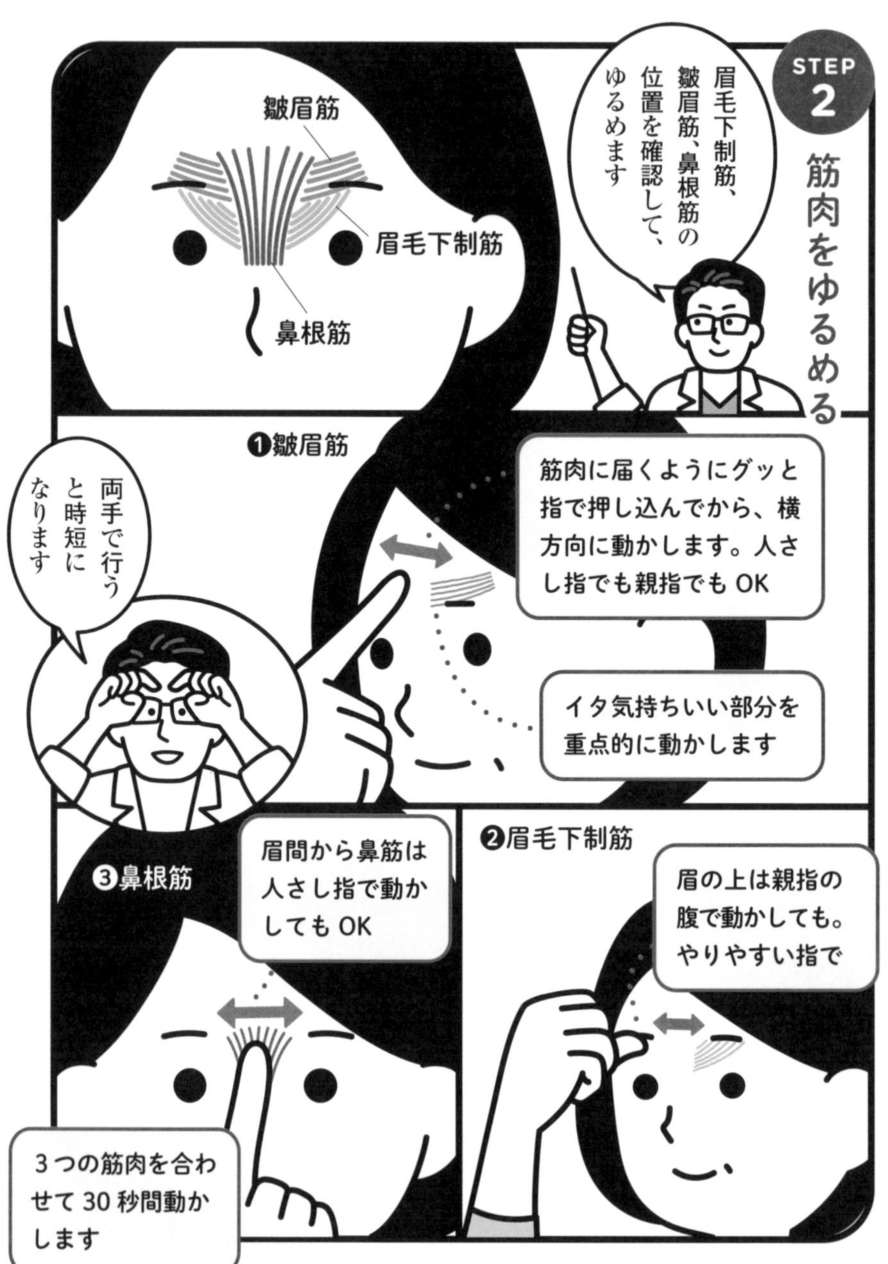
STEP 2
筋肉をゆるめる
眉毛下制筋、皺眉筋、鼻根筋の位置を確認して、ゆるめます
皺眉筋
眉毛下制筋
鼻根筋
❶皺眉筋
両手で行うと時短になります
筋肉に届くようにグッと指で押し込んでから、横方向に動かします。人さし指でも親指でもOK
イタ気持ちいい部分を重点的に動かします
❷眉毛下制筋
眉の上は親指の腹で動かしても。やりやすい指で
❸鼻根筋
眉間から鼻筋は人さし指で動かしてもOK
3つの筋肉を合わせて30秒間動かします

眉間のシワ

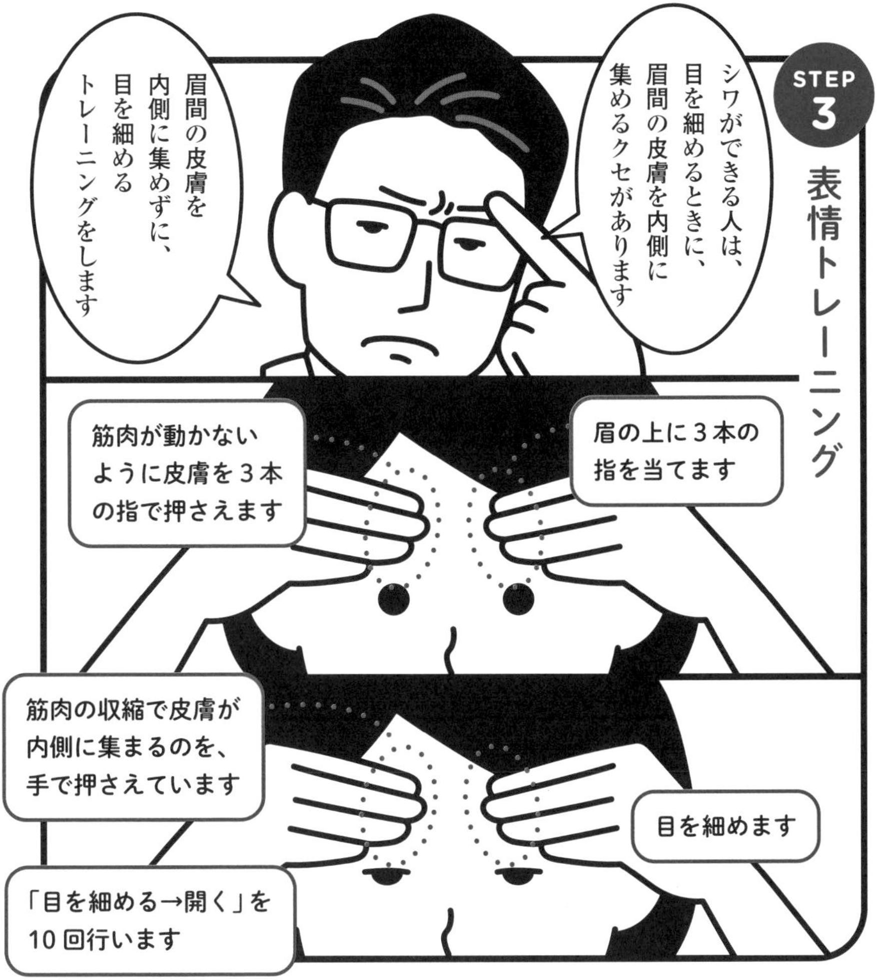

STEP 3 表情トレーニング

シワができる人は、目を細めるときに、眉間の皮膚を内側に集めるクセがあります

眉間の皮膚を内側に集めずに、目を細めるトレーニングをします

眉の上に３本の指を当てます

筋肉が動かないように皮膚を３本の指で押さえます

筋肉の収縮で皮膚が内側に集まるのを、手で押さえています

目を細めます

「目を細める→開く」を10回行います

ワンポイント

目を細めるトレーニングでは、最初は鏡を見て自分の眉間の動きを確認しながら行ってください。目を細めるクセは、それで目のピントを合わせているのかも。見えづらい人は眼科の受診を検討してみては？

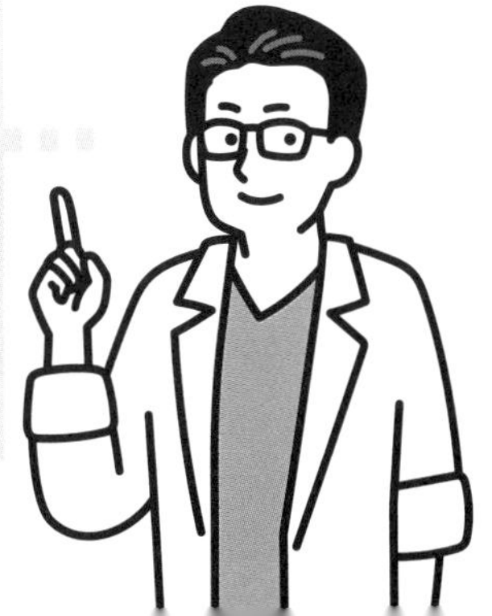

マリオネットライン

口元のマッサージだけじゃない、頬骨から整えて口元のシワを消去！

残念マッサージ
マリオネットラインは、唇の両脇からあごへ伸びるシワのこと。マッサージだけしても根本的な解決にはなりません。
効果抜群マッサージ

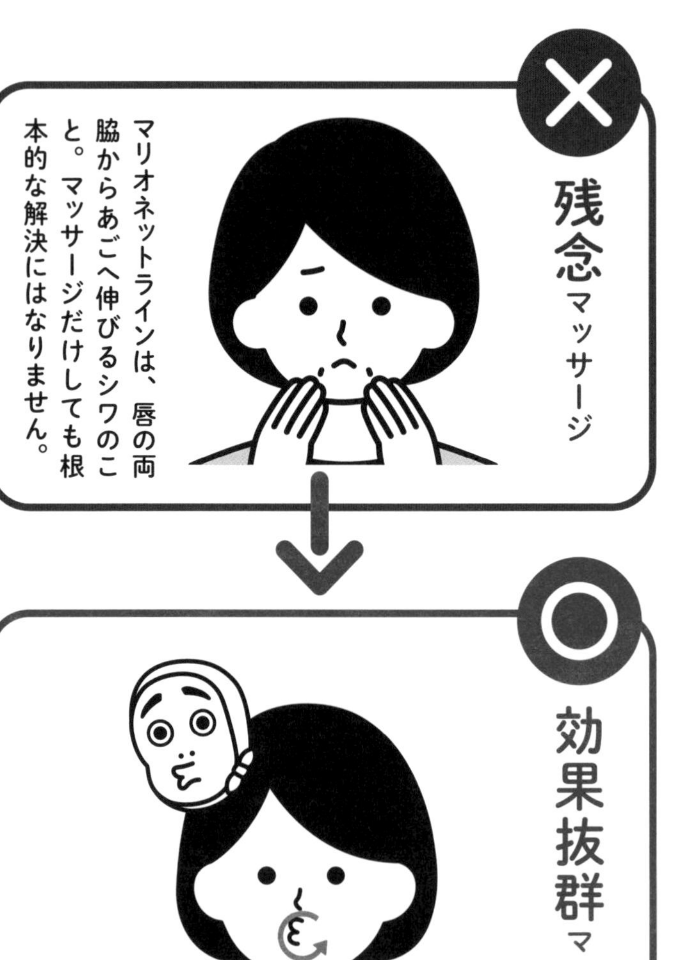

最後は、表情筋のトレーニングにより、ゆるめた筋肉をしっかり収縮！

原因

原因の1つは、**加齢に伴う骨粗鬆症などにより、頬骨、上顎骨（じょうがくこつ）などの「顔面骨」が下がること。**第2の原因は、**口角周囲の筋肉が硬くなって、衰えていくことです。**特に最近はマスクをつけて口角が下がった状態で生活することが多くなり、これが筋肉の衰えを加速することもあります。

対処法

口角付近の筋肉に着目してケアする方法がよく紹介されていますが、これだけではマリオネットラインは消えません。しっか**りと骨格にアプローチし、その後に筋肉をケアしていく対処法が効果的**です。

口角下制筋をほぐす 表情筋を鍛えるのも大事

まず骨格、次に筋肉をゆるめ、最後に筋肉を引き締める3ステップで改善します。

マリオネットラインやほうれい線が深くなっている人は、頬骨が外に開いて、下に下がる傾向があります。そこで、**ステップ1では頬骨を内側と上方向に調整**します。頬骨を調整すると、上顎骨も調整されます。

ステップ2では、「口角下制筋」をゆるめます。この筋肉は口角を下げる筋肉で口角から下方向に走っています。上から下に移動しながら、ほぐします。

最後は口元を引き締める、表情筋のトレーニングです。表情筋には、口角下制筋以外にも口輪筋や口角挙筋などがあります。筋肉をゆるめるだけでは筋肉がたるんだ状態になるのでしっかり収縮させます。

詳しい図解は次ページ

骨格から整えて口元のシワを消し去る！

STEP 1 骨格を整える

頬骨

頬骨の下の部分に手のひらを当てます
反対の手を後頭部に当てて、頬骨に圧力を加えます
手のひらを内側に、そして上方向に押し込みます。10 秒押し込むのを 3 回くり返します

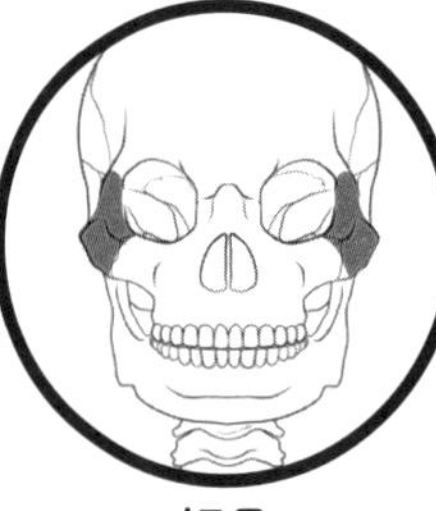

STEP 2 筋肉をゆるめる

マリオネットライン

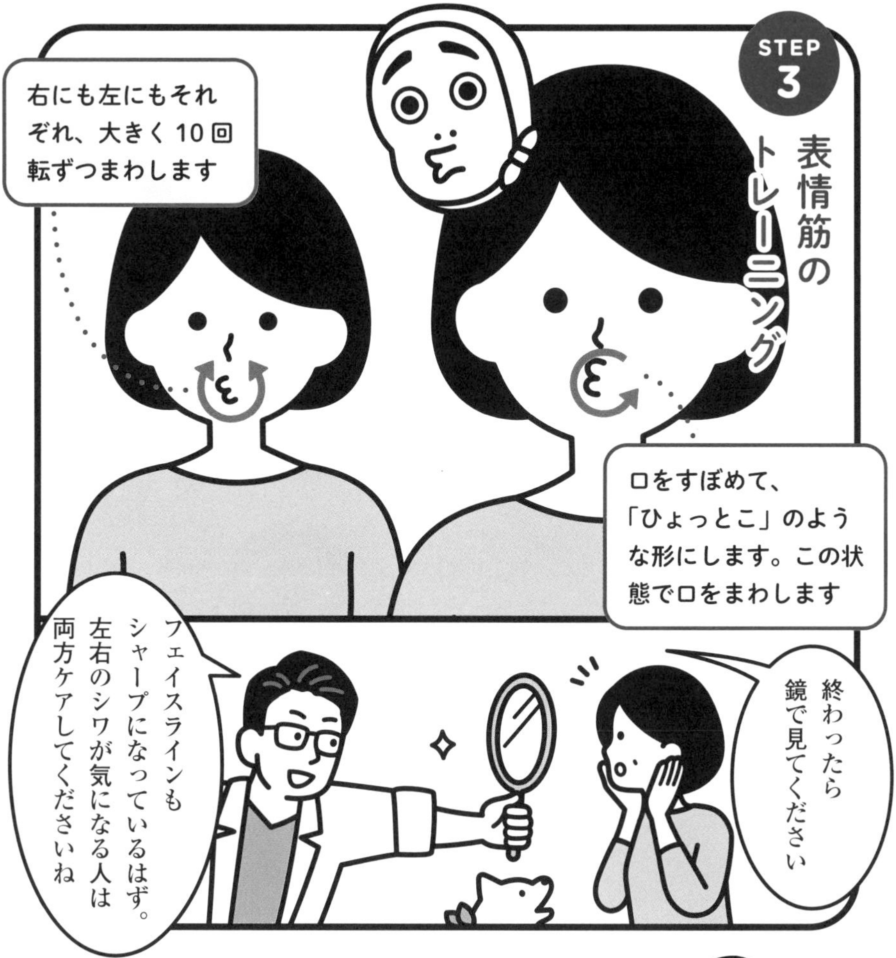

STEP 3 表情筋のトレーニング

右にも左にもそれぞれ、大きく10回転ずつまわします

口をすぼめて、「ひょっとこ」のような形にします。この状態で口をまわします

終わったら鏡で見てください

フェイスラインもシャープになっているはず。左右のシワが気になる人は両方ケアしてくださいね

ワンポイント

頬骨の調整では、反対の手で頭部を固定することで、首を痛める心配がなくなります。ステップ2で口角下制筋をほぐすときには皮膚だけゆるめても効果はありません。しっかり、押し込んでください。

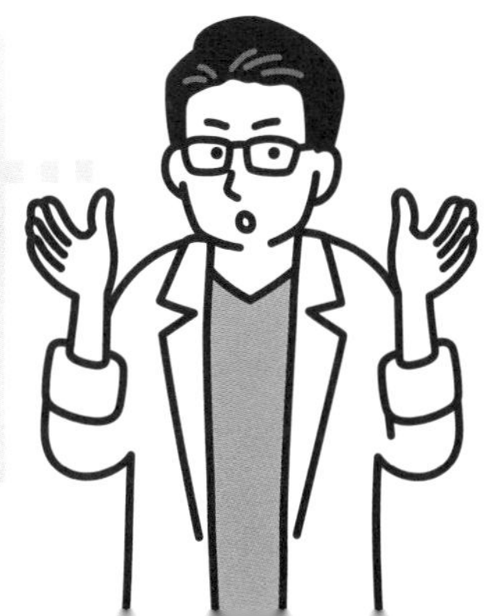

首のシワ No.17

首のマッサージだけじゃない、
肩まわりからほぐしてシワを消去！

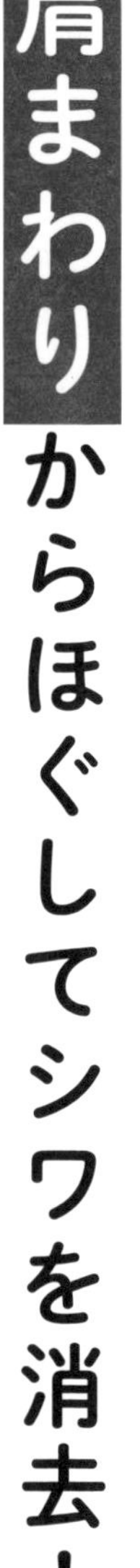

✕ 残念マッサージ

首のシワを伸ばすマッサージだけでは、不十分です。体には今ある状態を維持する性質があり、消去しづらいのです。

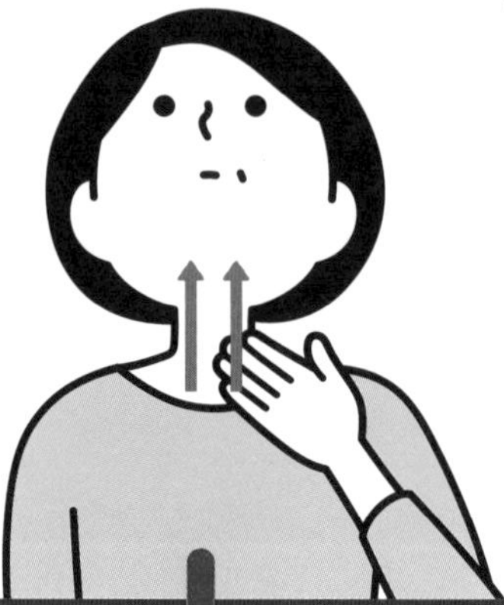

○ 効果抜群マッサージ

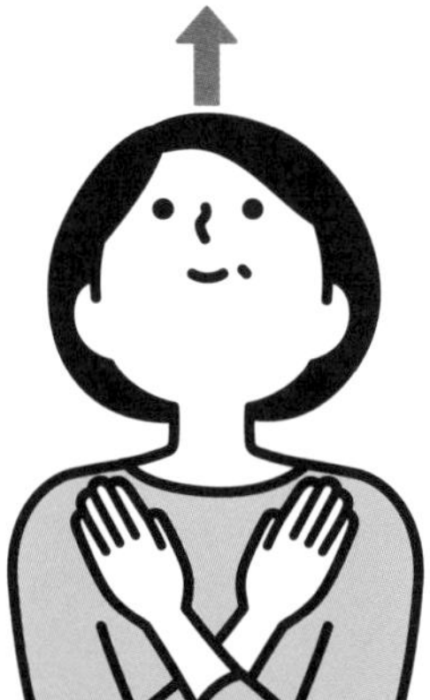

首の皮膚の下にある「広頸筋」をゆるめてから、ストレッチしよう！

原因

筋肉は使わないと、硬く縮む性質があります。**首の皮膚の下にある「広頸筋」という筋肉**も同じです。スマホの長時間使用などで下を向いたまま首が固定されてしまうと広頸筋が硬く縮み、その上にある皮膚がたるんでしまいシワとなるのです。

対処法

広頸筋は首の前側についている筋肉です。**硬く縮んでしまった広頸筋をほぐし、伸ばすことで皮膚のたるみも伸ばし、シワを改善**します。最初に肩の動きをよくし、広頸筋をゆるめてから、最後に広頸筋のストレッチを行い、筋肉を伸ばします。

肩まわりの筋肉をほぐし縮んだ広頸筋を伸ばす

首のシワ改善にはねこ背を治し、首の筋肉をケアする視点を持つことが重要です。

肩まわりの筋肉をほぐして肩の動きを出すことで、ねこ背で前に突き出ていた首の位置が元に戻りやすくなります。ひじを軽く曲げて胸を開きます。さらに、ひじを大きくまわし、両肩をまわします。

次に皮膚を動かします。**エラのあたりと鎖骨付近の皮膚が硬い人が多い**ようです。広頸筋をゆるめますが、硬いところがあれば重点的に動かします。鎖骨を指ではさんで、内側から外側にスライドさせながら、しっかり筋肉をゆるめていきます。

その後、**広頸筋のストレッチ**を行います。すると首の硬さがとれ、柔らかくなっているのがわかると思います。

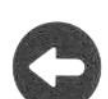
詳しい図解は次ページ

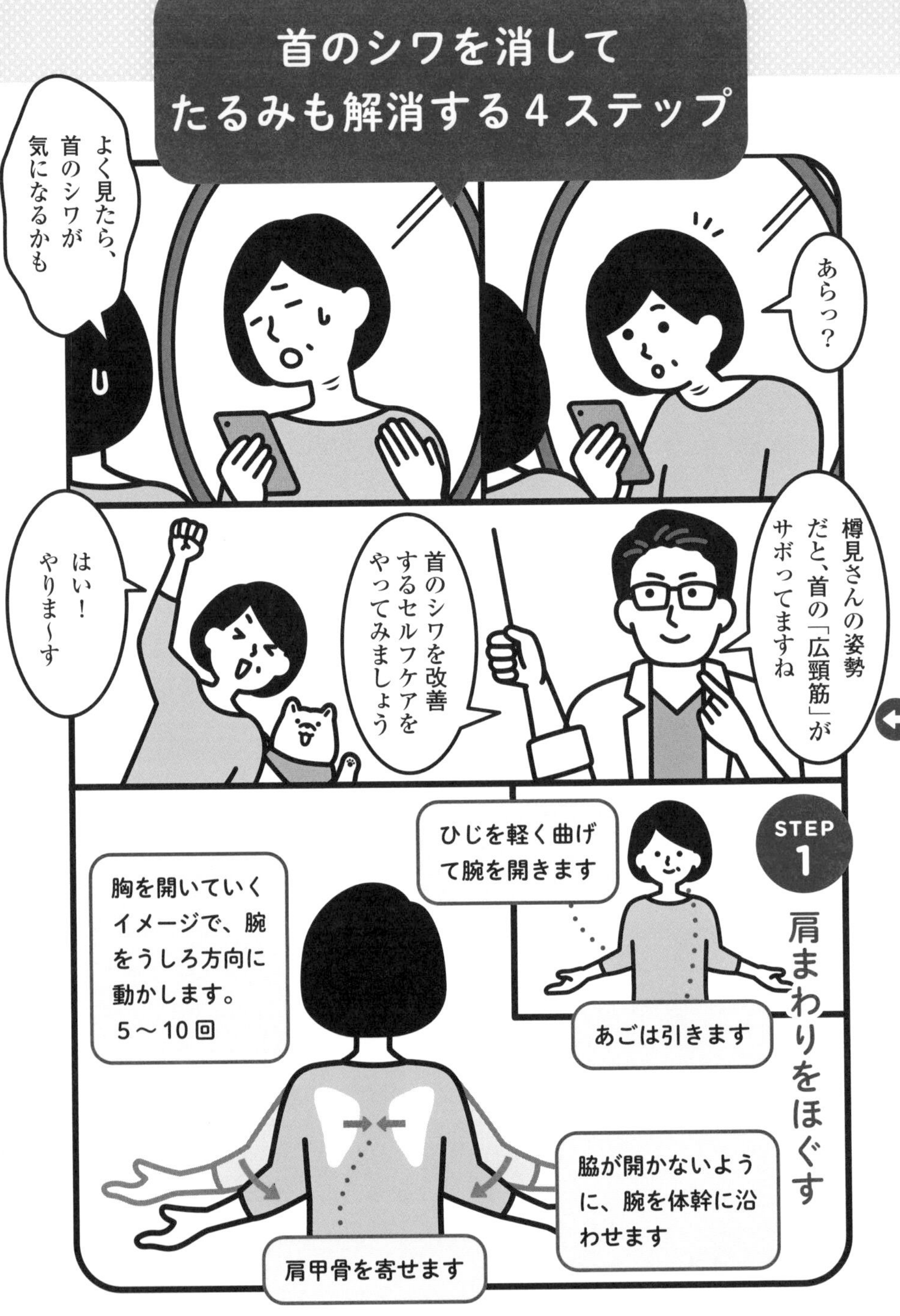
首のシワを消して
たるみも解消する4ステップ
あらっ？
よく見たら、首のシワが気になるかも
樽見さんの姿勢だと、首の「広頸筋」がサボってますね
首のシワを改善するセルフケアをやってみましょう
はい！やりま～す
STEP 1
肩まわりをほぐす
ひじを軽く曲げて腕を開きます
あごは引きます
胸を開いていくイメージで、腕をうしろ方向に動かします。
5～10回
脇が開かないように、腕を体幹に沿わせます
肩甲骨を寄せます

首のシワ

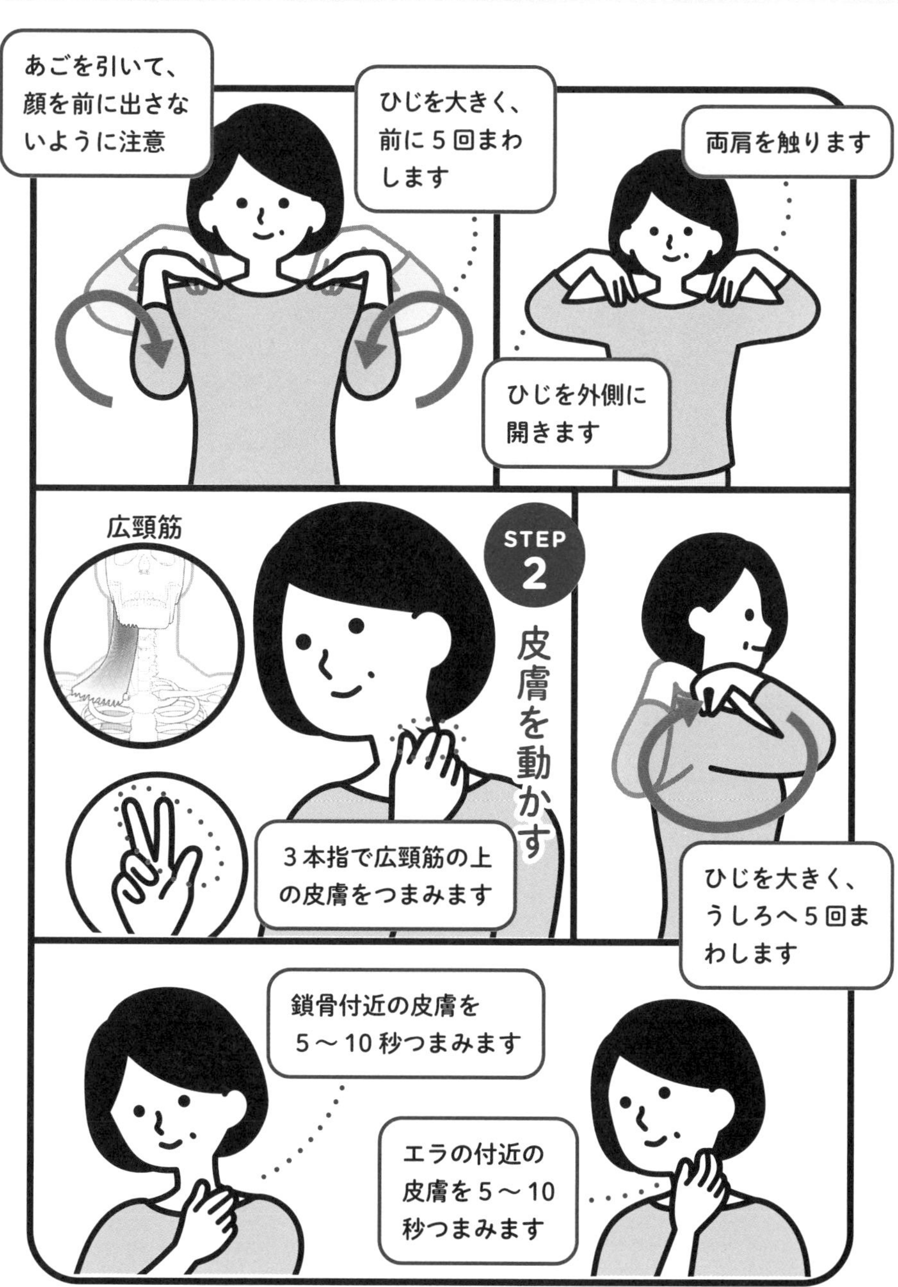
あごを引いて、
顔を前に出さないように注意
ひじを大きく、
前に5回まわします
両肩を触ります
ひじを外側に
開きます
広頸筋
STEP 2
皮膚を動かす
3本指で広頸筋の上の皮膚をつまみます
ひじを大きく、
うしろへ5回まわします
鎖骨付近の皮膚を
5～10秒つまみます
エラの付近の
皮膚を5～10
秒つまみます

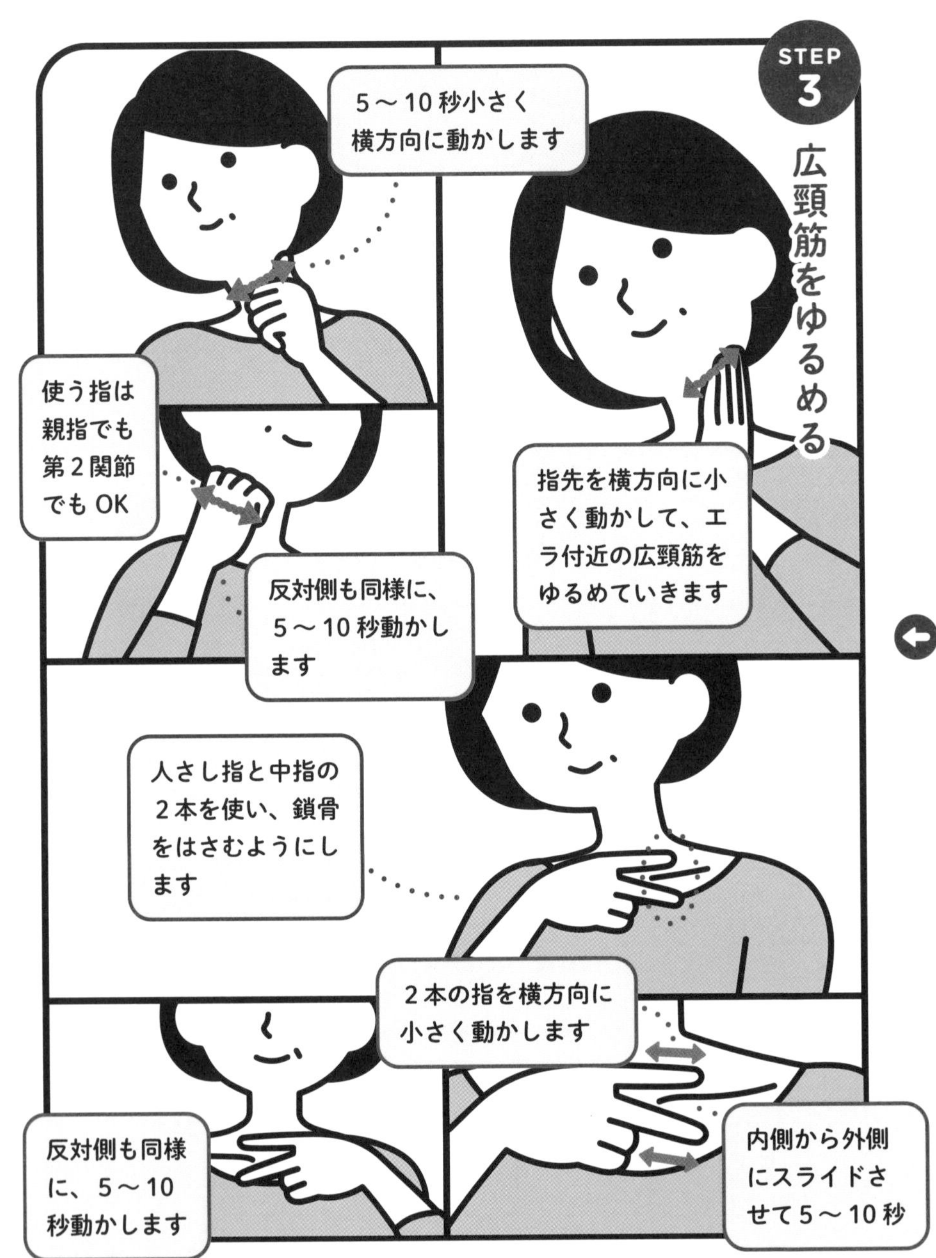
STEP 3
広頸筋をゆるめる
指先を横方向に小さく動かして、エラ付近の広頸筋をゆるめていきます
5～10秒小さく横方向に動かします
使う指は親指でも第2関節でもOK
反対側も同様に、5～10秒動かします
人さし指と中指の2本を使い、鎖骨をはさむようにします
2本の指を横方向に小さく動かします
内側から外側にスライドさせて5～10秒
反対側も同様に、5～10秒動かします

首のシワ

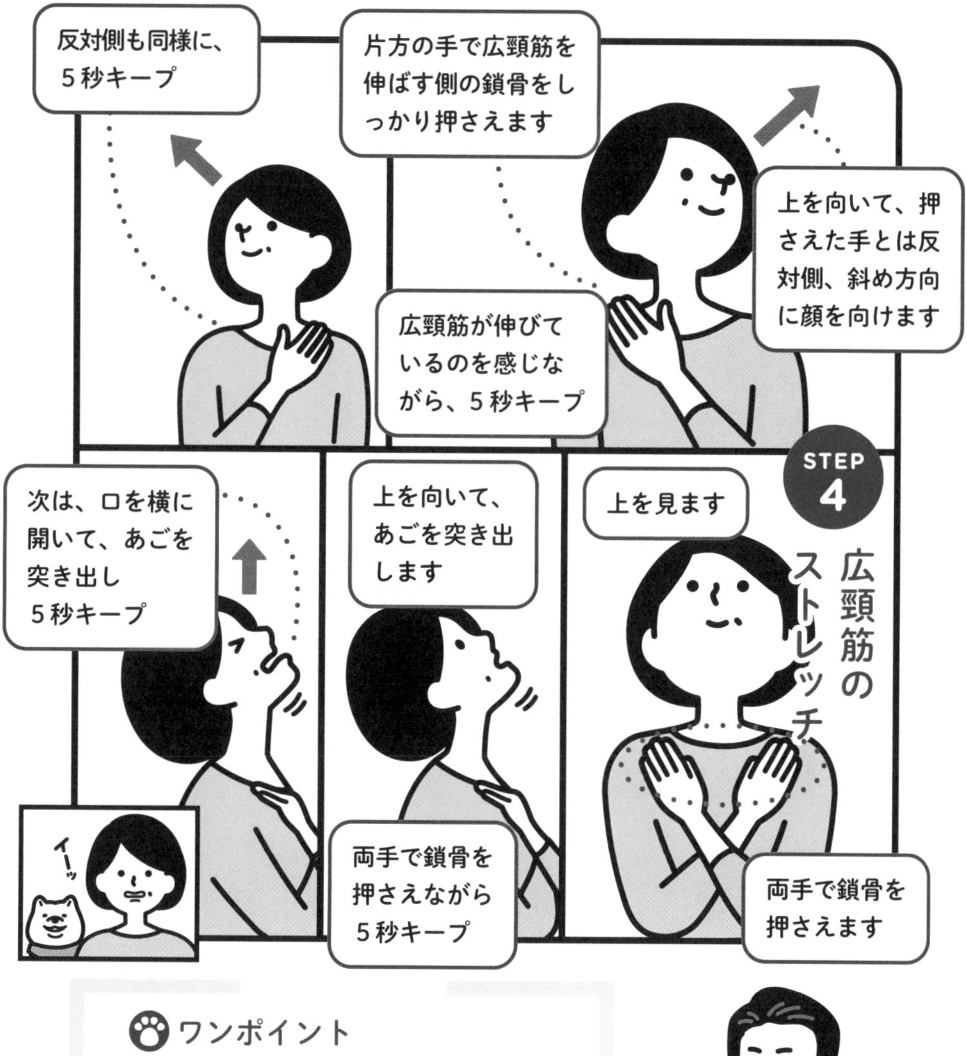

STEP 4

広頸筋のストレッチ

上を見ます

両手で鎖骨を押さえます

上を向いて、あごを突き出します

両手で鎖骨を押さえながら5秒キープ

次は、口を横に開いて、あごを突き出し5秒キープ

イーッ

片方の手で広頸筋を伸ばす側の鎖骨をしっかり押さえます

上を向いて、押さえた手とは反対側、斜め方向に顔を向けます

広頸筋が伸びているのを感じながら、5秒キープ

反対側も同様に、5秒キープ

ワンポイント

筋肉をほぐすときには顔が前に突き出ないように、あごを引くようにしましょう。広頸筋の上の皮膚を動かすときには、皮膚を筋肉からはがすようなイメージで動かしてゆるめていくといいでしょう。

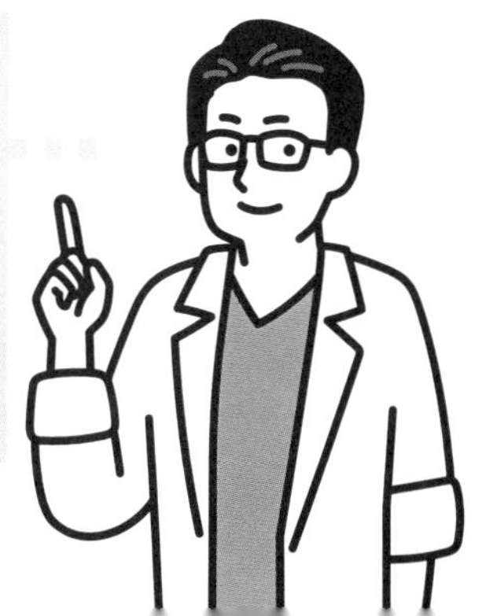

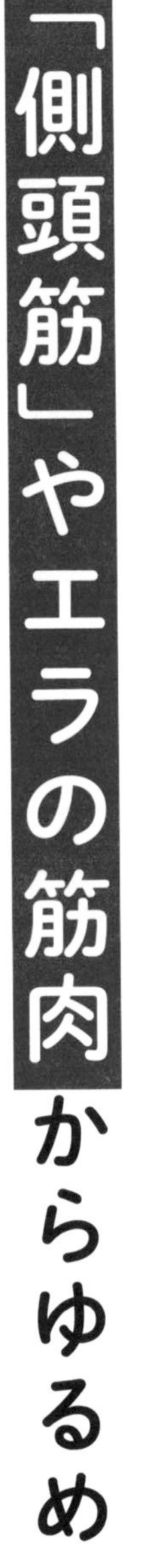

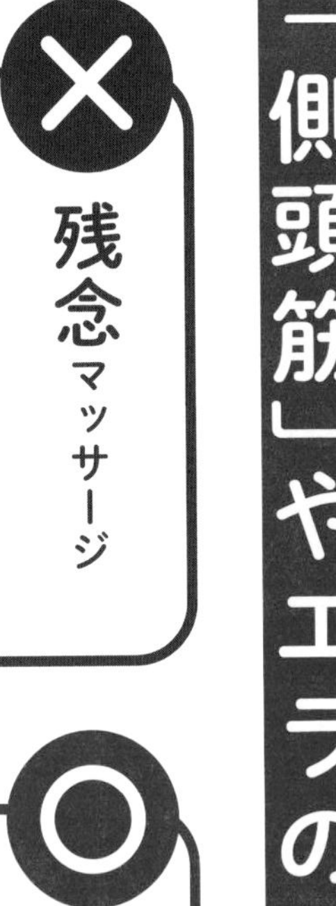

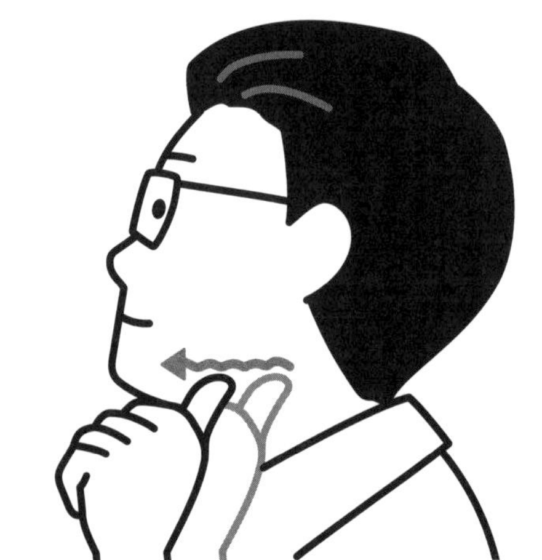

エラの筋肉「内側翼突筋」をとらえて、
親指でしっかり刺激を与えていきます

原因

エラが張ってくると顔が大きくなっていきます。エラが張るのは、ものを噛むときに使う**咬筋という筋肉が関係**しています。咬筋が硬くなると血流やリンパの流れが悪くなり、筋肉が膨隆(ぼうりゅう)して、正面から見るとエラが張り、顔が大きく見えるのです。

対処法

咬筋をゆるめます。しかし、咬筋だけではなかなか改善しません。噛むという動作は咬筋、側頭筋、内側翼突筋、外側翼突筋が協働して働いています。そこで、**咬筋とともにほかの3つの筋肉もゆるめて、エラ張りの原因を根本から改善**していきます。

4つの筋肉をケア 咬筋をゆるめ、エラを改善

咬筋と同時に、側頭筋、内側翼突筋、外側翼突筋をゆるめて、しっかり働かせないとまたエラが張ってしまいます。そこで4つの筋肉にアプローチするケアをします。

最初に、**頭の側面についている側頭筋**をゆるめます。こめかみのうしろ、耳の上あたりをマッサージします。**内側翼突筋はあごの付け根のエラ部分の内側についている筋肉**です。親指をあごの角にグッと入れて軽く振動、刺激を与えます。次に**外側翼突筋をケア**します。少し口を開けて、指1本で縦横方向にマッサージします。

最後に、**咬筋をゆるめます。**エラが張って、硬くなっているとグリグリ動かすと痛いと思います。自分の状態に合わせ、力を加減しながらマッサージしてください。

詳しい図解は次ページ

エラ張りを改善する！
90秒でできる4ステップ

STEP 1
側頭筋をゆるめる
反対側は手で押さえて、頭をはさむ形に
指先を使って、側頭筋の皮膚をグッとつかんで集めていきます。10秒
親指を含む3本か全部の指を使います
反対側は手で押さえて、頭をはさむ形に
猫手をつくって、第2関節部分を使います
第2関節でグリグリと側頭筋を10秒マッサージ
親指で振動して刺激を加えます
振動させながら指3本分くらい前へ進めていきます。20秒
STEP 2
内側翼突筋をゆるめる
グイッ
エラの角の内側（内側翼突筋）を狙って、あごの角の部分に突き刺すように親指を入れます

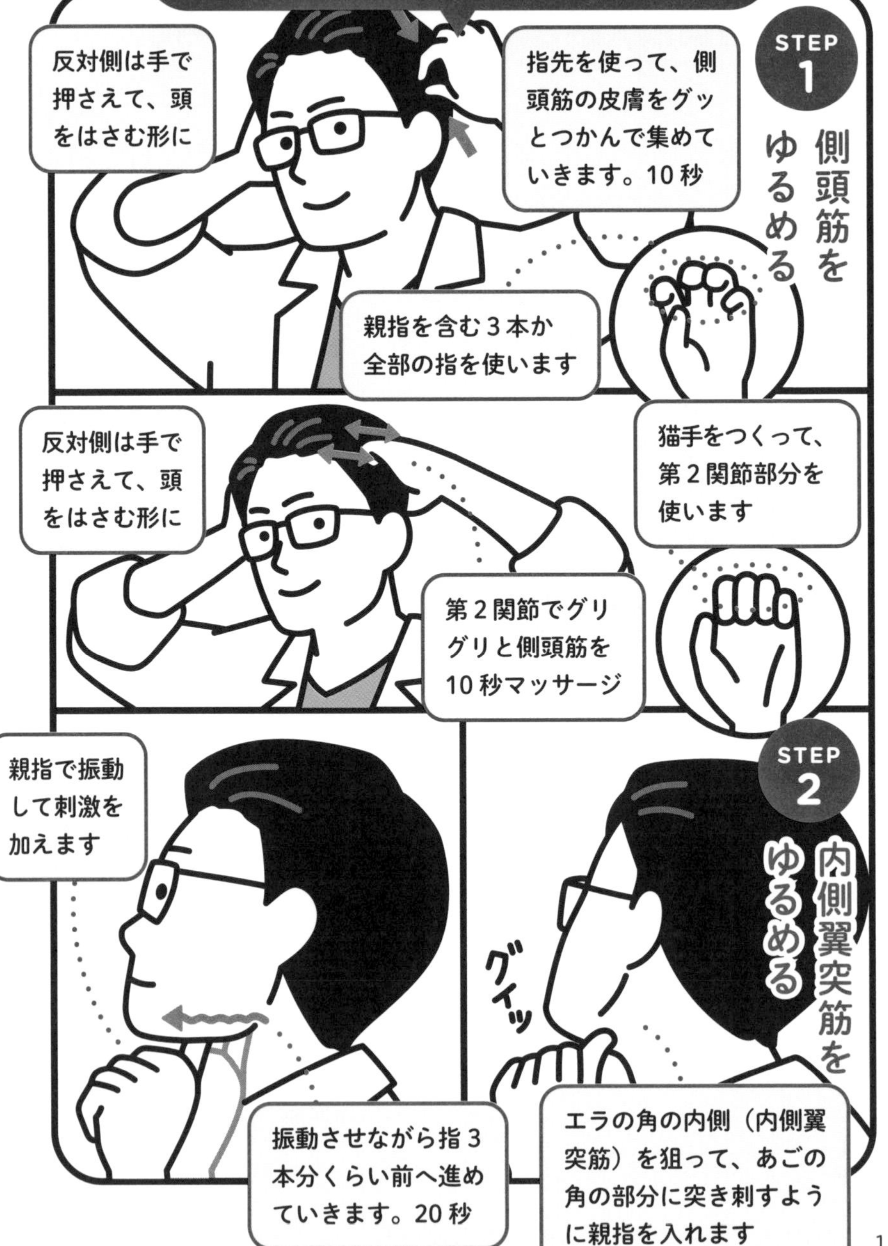

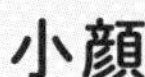

小顔

もみあげの下、ボコッと凹んでいるあたりを人さし指で触れます

軽く口を開けると、頬骨に凹みができて、奥の「外側翼突筋」に触れやすくなります

STEP 3

外側翼突筋をゆるめる

外側翼突筋

内側翼突筋

軽い力で縦と横方向に動かします。20 秒

頬を 3 か所に分けて、各 10 秒ゆるめていきます

耳の前、頬骨の出っ張っているところの下の「咬筋」をゆるめます

STEP 4

咬筋をゆるめる

真ん中 3 本の指の腹で、横方向、縦方向に動かします

ワンポイント

エラの部分の「内側翼突筋」は、歯ぎしりや食いしばるクセのある人は硬くなりがち。また、「外側翼突筋」のマッサージでは口を開けますが、開けすぎると頬骨が邪魔してマッサージが届かないので注意するワン！

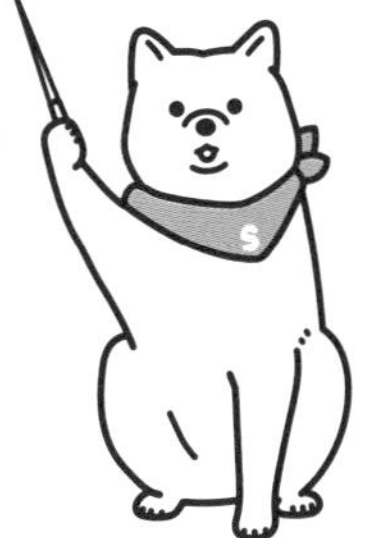

COLUMN6

つら〜い鼻づまりを30秒で解消!ペットボトルを使った裏ワザ

風邪や花粉症などで起きる鼻づまりは息苦しいだけでなく、集中力の低下や頭痛などを引き起こすつらい症状です。鼻がつまる原因は、たいてい鼻の左右にある鼻甲介という粘膜の腫れによります。

そこで、この腫れが引けば、鼻づまり解消につながります。実は、カンタンな方法で鼻甲介の腫れを解消することができます。その方法とは、つまっている鼻と反対側の脇の下に、中身が入った500㎖のペットボトルを30秒ほどはさむだけ。脇の下には鼻甲介とつながる交感神経が通っています。なので、ここを圧迫すると、反対側の交感神経が刺激され、鼻甲介の血管が収縮して、一時的に腫れが引くというわけです。

ですから、右の鼻がつまっていたら左の脇の下、左の鼻だったら右の脇の下を圧迫するのがポイントです。ペットボトルがなければ椅子に座り、背もたれを脇ではさみ、力を入れるというのも効果があります。また、寝るときに鼻がつまるようなら、つまっているほうと反対側を下にして、横向きに寝ると鼻が通りやすくなります。

ただし、脇の下を圧迫する方法は一時的な対処法で、長く圧迫するとしびれることがあるのでご注意ください。

PART

4

老けない習慣編

食事や姿勢を正して、
死ぬまで若々しく健康に！

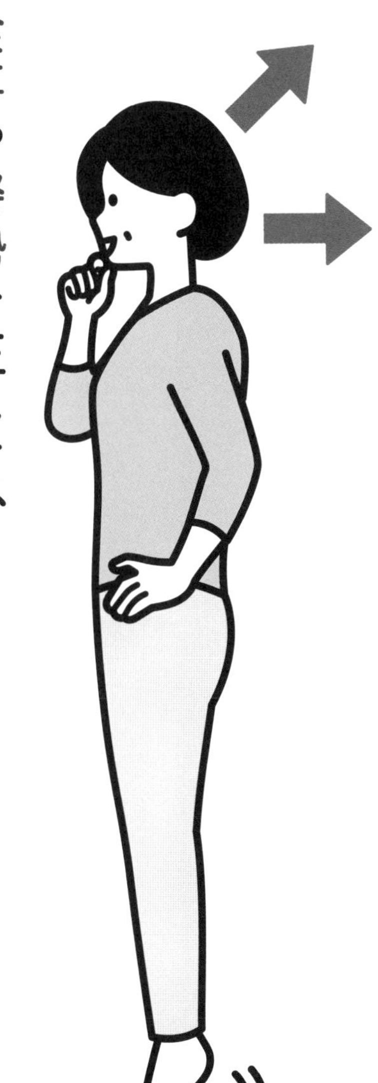

習慣 1

ほとんどの人は水不足！体重1kgあたり30mlの水を飲もう

体の不調を自分で治すには日常の生活習慣を見直すことも大切です。この章では食生活から心身を整える習慣までお伝えしていきます。

最初は水のお話です。**1日の水の摂取量は体重1kgあたり30mlが適量**とされています。それも果物や野菜などの食材に含まれる水分を除いた〝純粋な〟水です。私は体重70kgなので毎日2ℓくらいの水を飲んでいますが、当院の患者さんを含め、多くの人は圧倒的に水が足りていないと思います。

しっかりと水を摂るだけで、「なんとなく体調が悪い」「痛みが出る」などの症状が解消されるケースがあります。例えば、ある高齢者施設で、認知症の方に水分を多く含んだゼリーを取り入れてもらうなどして水の摂取量を増やしたところ、問題行動が減ったという話があります。水を適量摂るのは大切なことなのです。

では、水を摂るとなぜ、体調が改善するのでしょうか？

水を摂ると毒素の排出ができる

毒素の排出は、「デトックス」という言葉がよく使われていますが、尿や汗で老廃物を体外に出すことです。**飲み物はコーヒーやお茶など利尿作用があるものより、体を冷やさないよう常温の水や白湯（さゆ）をおすすめ**します。デトックスは体内に老廃物が溜まったタイミングで尿になって排出するのが理想的です。そこで利尿作用があるコーヒーのような飲み物だと、毒素が溜まる前に排出してしまうので水か白湯がいいのです。

水は**水道水で十分**です。ミネラルウォーターやウォーターサーバーを導入しなくても、日本の水道水の安全基準は市販のミネラルウォーターより厳しいぐらいです。

さて、デトックスは老廃物を外に出すのですから、体内の掃除になります。すると体が若返り、**「肌荒れ」「シワ」「くすみ」などの防止にもつながり、脂質や糖や塩分を排出できるので生活習慣病の予防**にもなります。

さらに水を摂ると新陳代謝がよくなります。それは水分摂取によって体液が増え、体の各所へ栄養や酸素を運ぶスピードが上がり、細胞が活性化されます。その結果、代謝が上がるのです。脳の働きもよくなります。体重のたった1、2％程度の脱水状態でも脳の疲れや頭痛、集中力低下などの影響が出てきます。**脳にとっても水分は必要**なのです。

習慣2 実は消化に悪い小麦！ 少しずつグルテンフリー生活を

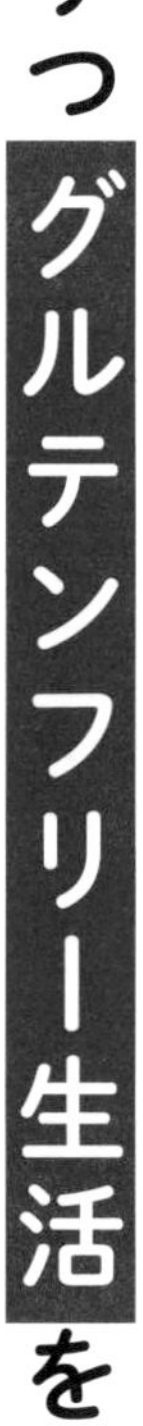

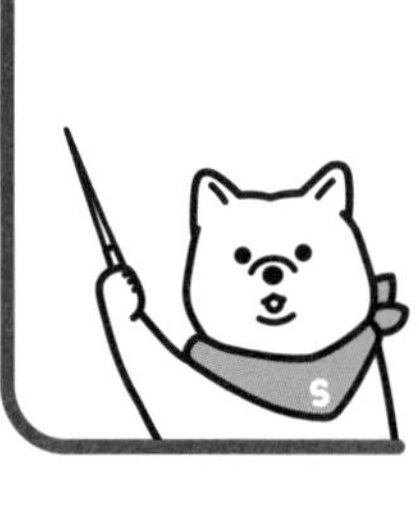

「グルテンフリー」という言葉を聞いたことがある人は多いかと思います。

グルテン（gluten）とは小麦粉に含まれるグルテニンとグリアジンという2種類のたんぱく質が絡み合ってできたものです。小麦粉に水を加えてこねるとグルテニンの「弾力はあるが伸びにくい」性質とグリアジンの「粘着力が強く伸びやすい」性質が結合して、グルテンとなり、弾力と粘り気のある生地ができあがります。その代表がパンやパスタなどです。

とにかく消化しにくいグルテン

このグルテン、実はとても消化しにくいのです。ちょっとイメージしてみてください。ホットケーキミックスの粉に水を加えてボウルでこねたあと、ボウルがどうなっているか？　こねたあとの粉がベトベトになってくっついていませんか？　それがグルテンです。ボウルを洗っても、ベトベトは簡単には取れないと思います。

この状態がお腹の中でも起こるのです。**小麦粉を使った食品を食べるとグルテンが腸でなかなか消化されず、腸への負担**がかかってしまいます。そして、**腸本来の機能である栄養素の吸収や毒素の排出がスムーズにできずに体の各所で炎症を起こす**ことがあります。

疲れが取れにくい、いつも体がだるい、お腹の調子が悪い、肌荒れ、慢性的な頭痛といった症状の原因はグルテンにあるかもしれません。

このような症状を改善するには「グルテンフリー」の食生活、つまり小麦を食べないのが最も効果的です。とはいえ、小麦の食べ物の魅力は捨てがたいでしょう。うどん、ラーメン、パスタ、パン、カレー、たこ焼き、ドーナツ、クッキーなど、みんな大好きなはず。それを一切口にしないのは不可能に近いし、続かないと思います。

ではどうすればいいのでしょうか？

おすすめの方法は、少しずつ量を減らすこと、毎日、惰性で食べないことです。

惰性で食べないというのは、つまりメリハリをつけて食べるときは食べるということです。明日からいきなりグルテンフリーではなく、惰性で食べていた毎朝のパン食を見直す、ランチのパスタを和定食に変えるなど工夫して少しずつ小麦を減らしていきましょう。

3 習慣

食品添加物を避けるために、生の食材を選ぼう！

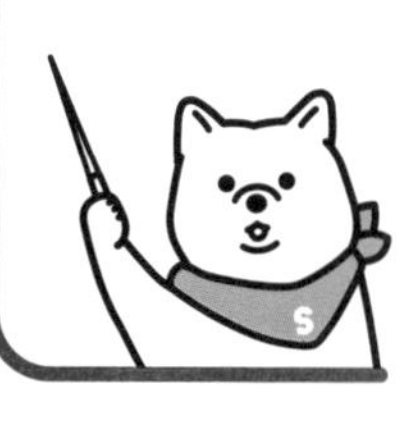

食材を選ぶときに注意してほしいのが、食品添加物です。

食品添加物とは食品の加工、製造工程で使用される保存料、甘味料、着色料、香料などを指します。これらの食品添加物には「安全性を保つ」「栄養を高める」「見た目、味と香り、食感、風味を高める」といった役割があります。そこで市販されているほとんどの加工食品には、食品添加物が使用されています。

この食品添加物の中には発がん性が疑われ、健康に害を及ぼすと考えられるものがあります。**特に、ウィンナー、ハム、ベーコン、チキンナゲットなど肉の加工食品には製造段階で多種類の添加物が使われているので注意が必要**です（すべての加工食品に添加物が使用されているわけではなく、無添加のものもあります）。

原形をとどめた加工されていない食材を選ぶべし

あまり知られていませんが、安価な野菜ジュースやフルーツジュースも要注意です。海外で廃棄される野菜を大量に買い付け、冷凍にして日本に送り、国内で着色料などを加えて、色をよくして作っているものもあります。

そこで加工食品を買うときには、どのような添加物が使われているかを意識しながら購入してください。すべての食材を無添加で調達するのは難しいでしょう。なるべく添加物が少ないものを選びましょう。

できれば加工食品は避け、食材そのものの原形をとどめているものを選ぶようにしましょう。

魚や肉、野菜、果物などは見た目そのまままです。このように原形をとどめている食材は添加物が混入しづらいからです。生肉などには中に何かを添加しにくいでしょう。野菜も、果物もそうです。果物はワックスが心配という人がいますが、皮をむけば果物の実の部分には添加物は混入していないはずです。

食品添加物をなるべく摂取しないようにするには生の食品を購入し、自分で調理するのが最良と思ってください。

筋力の維持向上に不可欠な**たんぱく質**を積極的に摂ろう！

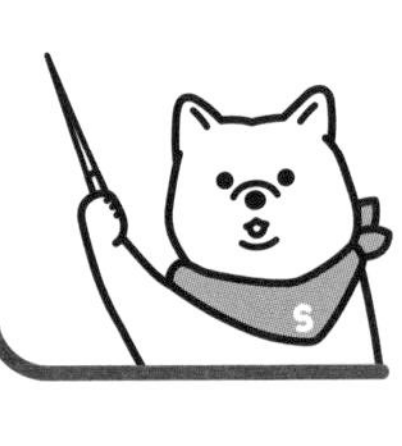

人体を構成している筋肉、皮膚、爪、毛髪、骨、靭帯、腱、椎間板、関節包などはほとんどがたんぱく質でできています。そこでたんぱく質が足りないと肌や髪に艶がなくなったり、顔色が悪くなったりします。ですから、美容に気を遣うなら、サプリを摂る前に、まずたんぱく質を摂ったほうが効果的かもしれません。

一日の必要量は体重1kgあたり1gです。体重50kgの人なら50gです。運動する人ならその2倍は必要です。

ところが、50gを摂取しようと思うとかなり大変です。たんぱく質が多いとされる食品に納豆がありますが、50gの納豆にたんぱく質は8・3g、牛乳なら200㎖で6・6g、ご飯は1膳150gで3・8gしか含まれていません。

牛肉のサーロイン赤身なら100gで22gです。250gで必要な量が摂れますが、お金もかかるし、第一、カロリーオーバーになって健康によくありません。

このように日常の食事だけでは必要量は摂取しにくく、足りていない人が圧倒的に多いのが現状です。ほとんどの人がたんぱく質不足の生活を送っているのです。

食事ではなかなか補えない**たんぱく質不足を解決するのが「プロテインパウダー」**です。

プロテインというと筋トレする人が摂取するものといったイメージがありますが、そういうイメージはなくしてください。プロテインパウダーはたんぱく質のかたまりです。おすすめは人工甘味料が入っていない、例えば牛乳が原料の「ホエイプロテイン」や大豆が原料の「ソイプロテイン」です。運動しない人でも、たんぱく質の必要量をしっかり摂るためにプロテインを飲んでみましょう。

■たんぱく質が多い食材（可食部100gあたり）**の例**　※gがたんぱく質量

食材	たんぱく質量
大豆（全粒・国産・黄大豆・乾）	33・8g
くろまぐろ（赤身）	26・4g
鶏むね肉（皮なし・生）	24・4g
納豆（糸引き納豆）	16・5g
鶏卵（生）	12・3g

5 習慣

姿勢がよいと人生が変わる！見た目がよく疲れにくくなる

腰痛、膝痛、首が痛い、四十肩・五十肩をはじめ肩が痛いなど、**痛みは姿勢の悪さが大きな原因**になっています。

整体の施術をする前に、私は必ずその人の姿勢を見ます。姿勢が悪いと、筋肉の硬さを取ったとしても、再発しやすいからです。筋肉は骨格についています。悪い姿勢をとっていると骨格の配列に狂いが生じ、筋肉が張ってきます。筋肉に負担がかかっているからです。ですから、姿勢を正さないとこりがなかなか改善しないのです。

よい姿勢とは、首、肩、骨盤が一直線になり、体重を骨で支えられる状態です。反対に悪い姿勢は、あごが突き出ていたり、巻き肩になっていたり、ねこ背や反り腰になっていたり、首、肩、骨盤が直線になっていない姿勢です。

PART2の姿勢改善（74ページ）でも紹介しましたが、あごを引いた背伸び動作で、正しい姿勢を習慣化しましょう。

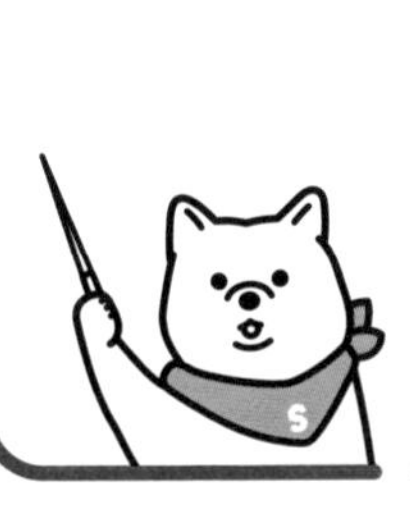

座り姿勢に要注意！

特に気をつけてほしいのが、座るときの姿勢です。座っているときのほうが、立っているときより姿勢は悪くなりがちです。デスクワークの際、椅子に浅く腰掛け、視線を下げてパソコンを打つと首と手が前に出ます。すると肩は内側に入り、巻き肩になり、肩、首の筋肉が引っ張られ、張っていきます（135ページ図）。

首の筋肉は、表情筋などの顔の筋肉とつながっています。**悪い姿勢から首の筋肉の働きが悪くなると、表情筋に悪影響が出ます。顔のたるみやシワ、エラが張るなどの原因に**なってしまうのです。

本書で紹介した美容のケア（PART3）でも、姿勢を正さないといくらケアしても元に戻ってしまいます。

座るときには深く腰掛けるようにしましょう。腰と背もたれの間にすき間があると、そこを埋めてねこ背になりがちなので、**タオルなどを使ってすき間を埋めてもよい**でしょう。

パソコンを打つときには、目線がまっすぐになるようディスプレイを配置するといいでしょう。また手や肩が前に出ないよう、キーボードはなるべく手前に置きましょう。肩の上にちょうど頭が来るような姿勢をとります。

座面が低い椅子やソファなどにはなるべく座らないようにします。座面が低く膝が上がってしまうと骨盤がうしろに倒れやすくなるからです。骨盤がうしろに倒れると首、肩、骨盤が直線になりません。**座ったときに股関節が曲がる角度が90度というのが最適な角度**です。それ以上、または**座面が低いと感じたら、調整**しましょう。それ以下で座ると骨盤がうしろに倒れやすくなります。

姿勢をよくするには、正しい姿勢を維持する筋肉を鍛える「筋力トレーニング」、いわゆる筋トレが必要です。

高齢者に姿勢が崩れた方が多いのは、たいていは筋力不足が原因です。筋力が落ちてくると背中が丸くなってくるというわけです。椅子に座り、よい姿勢を保つにはお腹のインナーマッスルが必要です。お腹のインナーマッスルとお尻の筋肉を効かせた状態で骨盤を立てた姿勢を維持しなくてはならないからです。

たとえ80歳、90歳になっても、筋トレはできますし、筋肉もつきます（次の「習慣6」で詳しく解説します）。ムリをする必要はありませんが、年齢に応じた筋トレをしましょう。同時にたんぱく質をきちんと摂る食事を心がけましょう。

姿勢がよくなるとまず見た目が若々しくなり、疲れにくくなります。体の痛みも改善しますから、病院に通うことも少なくなるでしょう。

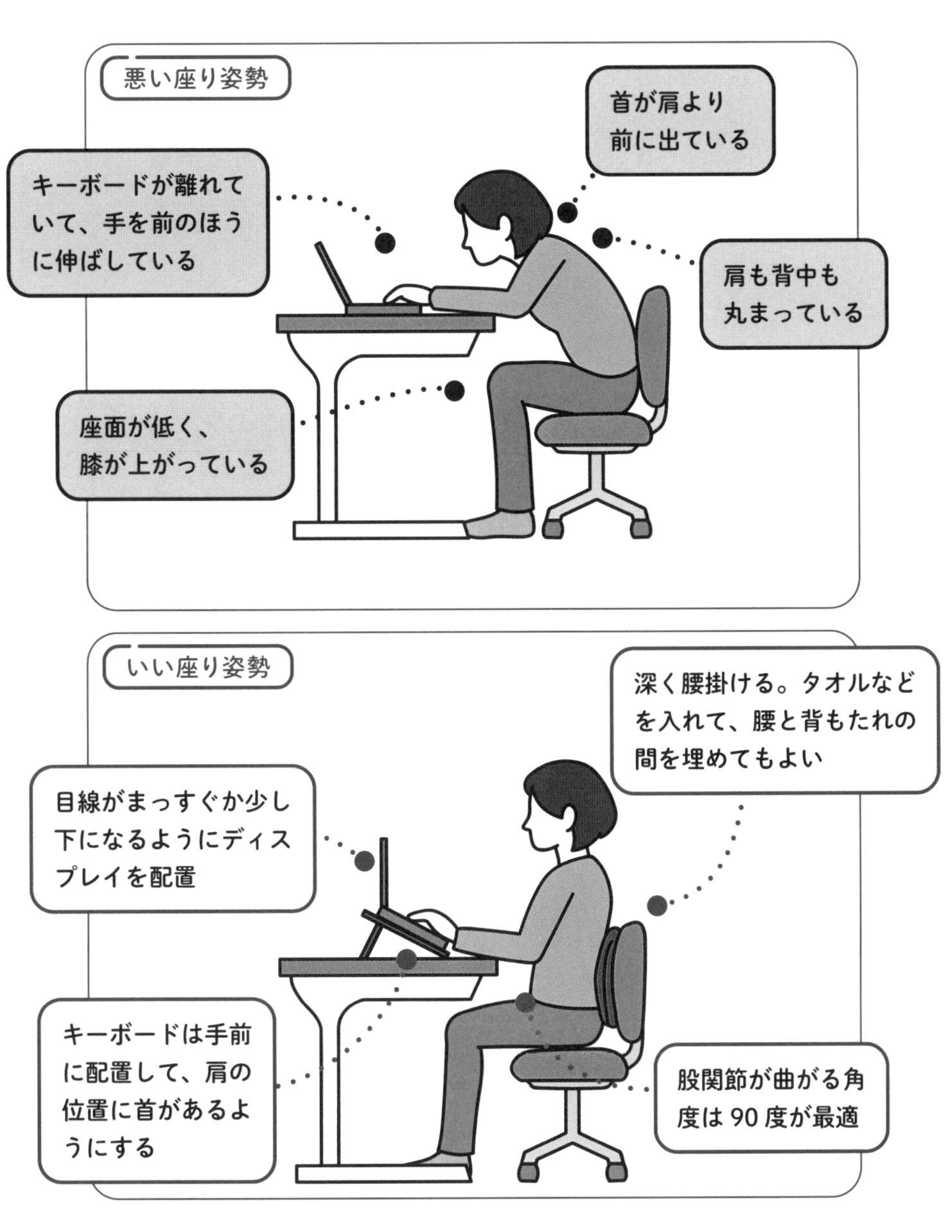
悪い座り姿勢
首が肩より
前に出ている
キーボードが離れて
いて、手を前のほう
に伸ばしている
肩も背中も
丸まっている
座面が低く、
膝が上がっている
いい座り姿勢
深く腰掛ける。タオルなど
を入れて、腰と背もたれの
間を埋めてもよい
目線がまっすぐか少し
下になるようにディス
プレイを配置
キーボードは手前
に配置して、肩の
位置に首があるよ
うにする
股関節が曲がる角
度は90度が最適

習慣6

80代90代の人でも1日1回、寝ながらできる筋トレを！

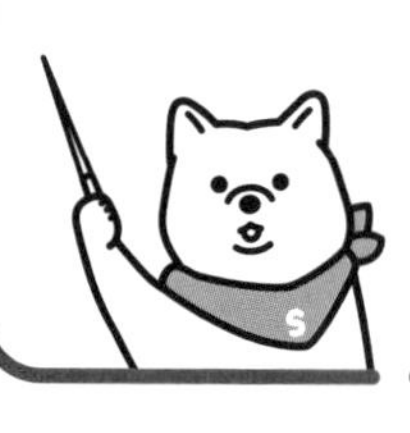

いい姿勢を保つためには筋肉をつけ、鍛える必要があります。鍛える筋肉は体のうしろ側の筋肉です。特に高齢者は背中が丸まらないためにも、意識的に鍛えましょう。

筋トレはいくつになっても効果は出ます。80歳代、90歳代でもできる範囲で毎日行えば筋肉は鍛えられます。

筋トレには、筋力増強のほかにテストステロンというホルモンの分泌を促す作用があることがわかっています。骨や筋肉の形成に不可欠なホルモンで活力をサポートする働きもあります。ですから、このホルモンが減少すると筋力が弱るだけでなく精神的に不安定になったり、やる気をなくしたりとメンタル面にも悪影響が出ます。

最初に布団に寝た状態で、**お尻上げのトレーニング**をやってみましょう。お尻の筋肉や背中の脊柱起立筋が働くようになります。すると姿勢が改善され、体をまっすぐに起こすことができます。

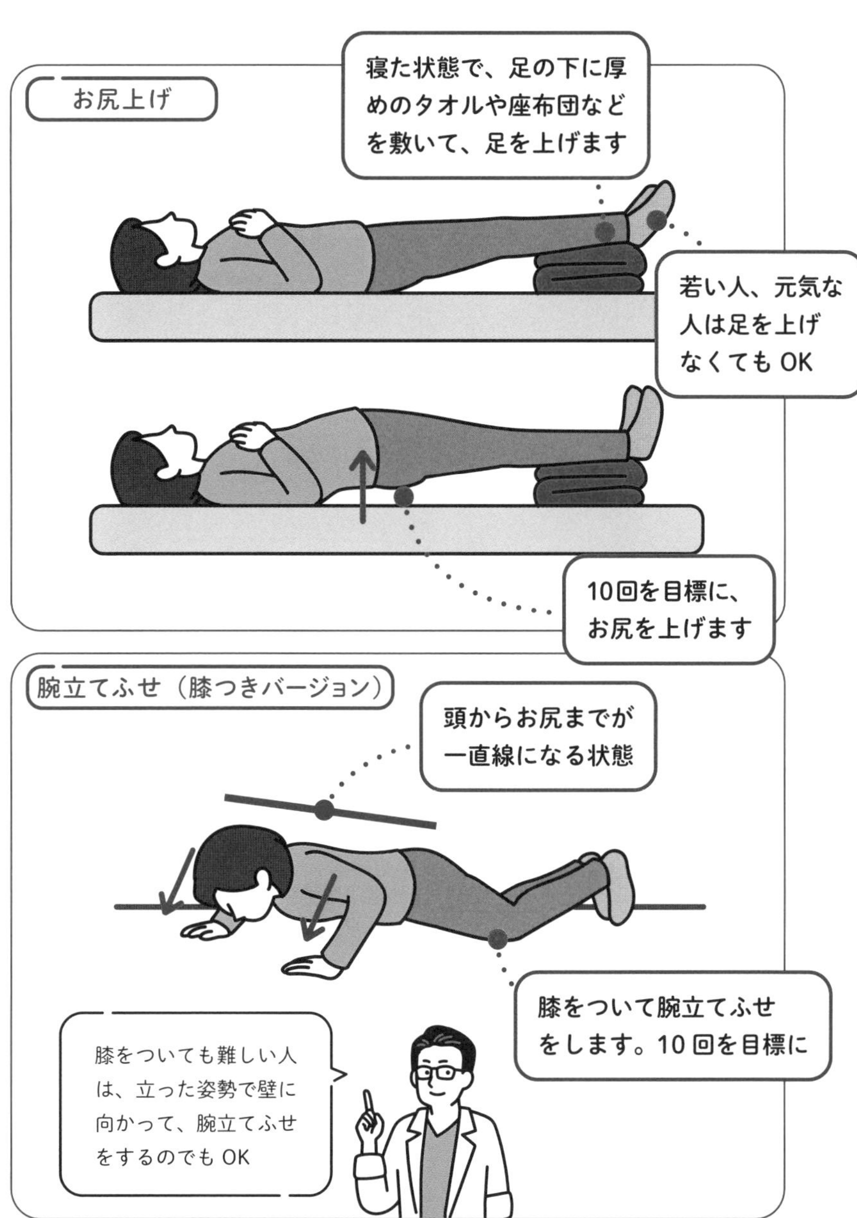
お尻上げ
寝た状態で、足の下に厚めのタオルや座布団などを敷いて、足を上げます
若い人、元気な人は足を上げなくても OK
10回を目標に、お尻を上げます
腕立てふせ（膝つきバージョン）
頭からお尻までが一直線になる状態
膝をついて腕立てふせをします。10 回を目標に
膝をついても難しい人は、立った姿勢で壁に向かって、腕立てふせをするのでも OK

1セット10回を毎日1セット、余裕があるなら1日に3セット、朝でも、夜寝る前に布団の上でも、いつでもかまいません。

とはいえ、中にはお尻が上がらない人もいると思います。そういう人は、最初は誰かに軽く補助してもらってください。また、5回がやっとという人は10回という回数にとらわれる必要はありません。お尻が上がらない人はまず力を入れる（筋肉を収縮させる）ところから、ラクにできる人は疲れるまでと柔軟に考えてください。ムリをすると変な動きになって腰を痛める恐れがあるので注意しましょう。

ここでは、高齢者でもやりやすい比較的カンタンな筋トレをご紹介しますので、**腕立てふせ（膝をついてかまいません）**、**腹筋**、**スクワットにも挑戦**してみましょう。

このようなトレーニングは、基本的にはダンベルなどの重りを持たず、自分の体重を使って行う「自重トレーニング」です。ですから、毎日行っても体に過剰な負担はかからないと思います。

そこで可能な限り、**毎日、筋トレを続けましょう**。ただし、気をつけてほしいのはフォームです。腰を反らしたり、勢いをつけて腹筋したり、間違ったフォームで行っても効果が出ないばかりか、最悪の場合、体を痛める危険性もあります。正しいフォームを心がけて行ってみてください。

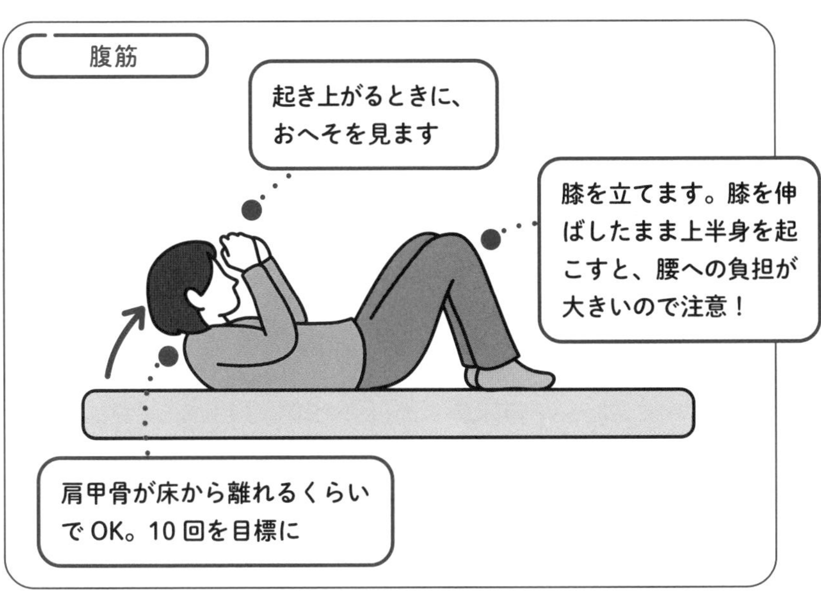
腹筋
起き上がるときに、おへそを見ます
膝を立てます。膝を伸ばしたまま上半身を起こすと、腰への負担が大きいので注意！
肩甲骨が床から離れるくらいで OK。10 回を目標に

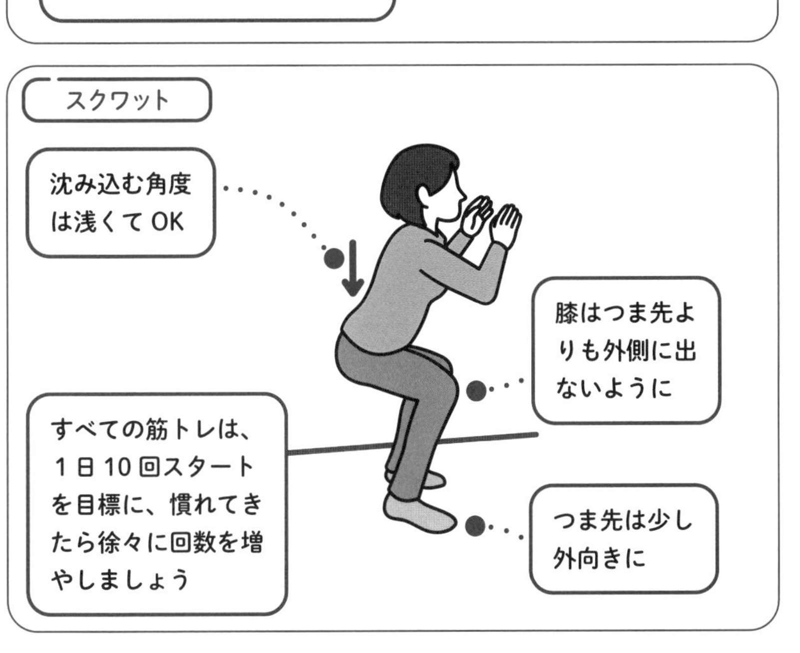
スクワット
沈み込む角度は浅くて OK
膝はつま先よりも外側に出ないように
すべての筋トレは、1 日 10 回スタートを目標に、慣れてきたら徐々に回数を増やしましょう
つま先は少し外向きに

7 習慣

心も体も軽やかでいるために、健やかな心は健やかな体から!

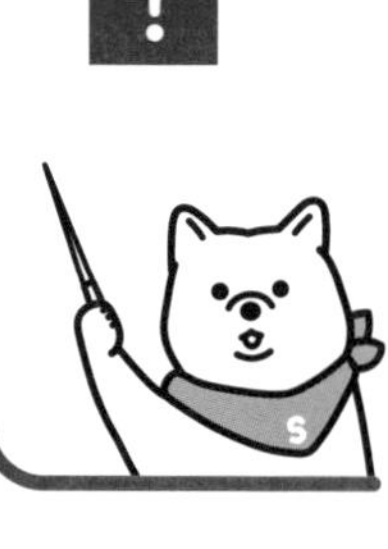

筋トレをすると、テストステロンという男性ホルモンが分泌されるとお話ししました。このホルモンは、やる気やモチベーションを上げる原動力になっているホルモンです。

ですから、**メンタルを健康に保つためには体を鍛えるのが近道**といえます。

メンタルと肉体は別物だと考える人もいるかもしれませんが、そんなことはありません。メンタルと肉体は一緒とは言いませんが、両方が影響しあっているのは事実で、切り離して考えることはできないと思います。

例えば、寝不足が続くとうつ傾向になることが多々あります。うつ傾向というのはメンタルの状態です。それに対し寝不足は体の状態です。

また過労で体がだるくなれば気持ちも落ち込みます。これも体の状態がメンタルに悪影響を及ぼしていると言えます。

体と心と栄養、どれも大事な3つの関係

どうでしょう、メンタルと体は関係があると思いませんか？　つまり、フィジカルとメンタルは別物ではなく、お互いに密接に影響し合っているというわけです。

うつ傾向を改善しようとして、性格を変えようとしてもなかなか困難です。ところが、体の状態を変えることはそれほど難しくはありません。

筋トレをして、ほどほどのところで体を休め、テストステロンの分泌を促せば、活力が湧いてきます。すると多少のうつ状態は改善されます。

筋トレができる体を作るには、栄養をしっかり摂る必要もあります。たんぱく質を含めて栄養を摂って、筋トレを毎日行って、テストステロンの分泌を促せばメンタルの健康が保てます。

体を鍛えれば、気持ちも元気になれるはずです。ぜひ、本書で紹介している「ひとり整体」によって、体の不調を自分の手で治しましょう。

みなさんには、生きている限りは、ぜひ健康な心と体を維持してほしいと願います。

おわりに

体の痛みや不調から解放され、快適な毎日を過ごしていただきたいという思いから、本書を書きました。

自分でケアをしてみて、どうでしょう?

少しでも痛みや不調が解消していれば幸いです。

ただ、セルフケアは、改善すれば終わりではありません。くり返しになりますが、**症状がよくなってもケアを続け、症状が出ないよう予防しておくことが大事**です。

理学療法士をはじめ医療従事者が使用する言葉に**「ホメオスタシス」**というギリシャ語由来の用語があります。これは「生体恒常性」と訳され、「体は外的な変化を受けても、体内の状態を一定に維持する性質がある」という意味です。端的にいえば、体は現在の状態を維持し、変化しにくいということです。

これをセルフケアに当てはめると、**痛みが長く続いているとその状態が「普通の状態」だと体が認識し、ケアによっていったんは解消しても、また痛みが戻ってしまう**ということになります。事実、腰痛が当たり前の状態になっている人に施術をして、一時的によくなっても、それで完治することは少なく、多くの場合、腰痛が再発します。ですから、**痛みがない状態が「普通」だと体が認識するまでケアを続ける必要**があります。

美容のケアでも同じです。顔にシワやたるみのない状態が「普通」と認識させれば、元の状態に戻りにくくなります。

効果は実感できるのでぜひ継続を！

この本でお伝えした「ひとり整体」は、お手軽なセルフケアではないかもしれません。しかし、継続していただければ、効果は実感できるという自信があります。あきらめていた慢性の痛みや不調、美容の悩みも改善するはずです。**健康は取り戻せる**と信じてケアしてください。

最後に、この場を借りて、兄のパク・ソンヒョンに感謝を述べたいと思います。兄は多忙な本業のかたわら、私のＹｏｕＴｕｂｅチャンネルの編集を含むプロデュースでその辣腕を発揮してくれました。短期間に多くの視聴者の支持を集めることができたのは、彼の功績にほかなりません。

みなさんには、本書と合わせて、ぜひＹｏｕＴｕｂｅチャンネルの動画も参考にしていただけるとうれしいです。

パク・ソンフン

「つながり整体院」院長

◎病院勤務の理学療法士として、病気やケガの急性期から回復期、維持期など、さまざまな症状の患者さんのリハビリテーションを担当する。その一方で、西洋医学での患者対応に限界を感じていたため、痛みやシビレなどの不調に苦しむ患者さんをより多く救いたいという思いから、地元である兵庫県尼崎市で独立開業する。現在は、慢性腰痛専門の「つながり整体院」の院長を務める。

◎2020年3月より、YouTubeチャンネル「理学療法士 パク先生」を開始。痛みや不調を改善するセルフケア、自律神経や美容など日々の健康に役立つ情報を配信し、「わかりやすく、効果抜群」と好評を博す。現在、チャンネル登録者数は27万人を超える。

すべての不調(ふちょう)は自分(じぶん)で治(なお)せる!

ひとり整体(せいたい)

この効果(こうか)、まるでプロ級(きゅう)!

2023年 2 月 7 日　初版第1刷発行
2024年 7 月23日　初版第9刷発行

著者　パク・ソンフン

発行者　出井貴完

発行　SBクリエイティブ株式会社
〒105-0001　東京都港区虎ノ門2-2-1

執筆協力　小川美千子
デザイン　あんバターオフィス
イラスト　ミツキ　納本菜月
人体図　RISTA DESIGN
組版　アーティザンカンパニー株式会社
印刷・製本　日経印刷株式会社

本書をお読みになったご意見・ご感想を下記URL、または左記QRコードよりお寄せください。
https://isbn2.sbcr.jp/19190/

落丁本、乱丁本は小社営業部にてお取り替えいたします。定価はカバーに記載されております。本書の内容に関するご質問等は、小社学芸書籍編集部まで必ず書面にてご連絡いただきますようお願いいたします。

Printed in Japan ISBN 978-4-8156-1919-0